Dr. Markus Baumgartner
Was dein Körper dir sagt

GOLDMANN
Lesen erleben

Buch

Eigentlich ist es gar nicht so schwierig zu begreifen, was in unserem Körper vorgeht. Dr. Markus Baumgartner gelingt es, komplexe Zusammenhänge in Bilder zu übersetzen, die man versteht. Nicht zuletzt, weil er sehr persönliche Einblicke in seine Gedankenwelt, den Alltag seiner Praxis und viele Patientenfälle gibt: Warum bekommt eine alleinerziehende Mutter plötzlich keine Luft mehr? Warum ein taffer Unternehmer immer wieder Hexenschüsse? Und warum hat ein 18-Jähriger plötzlich taube Fußsohlen? Häufig gibt es dafür keine organischen Ursachen. Dr. Markus Baumgartner erklärt, wie Körper, Geist und Seele zusammenhängen – ganz pragmatisch, für jeden nachvollziehbar. Dazu bedient sich der Schulmediziner zwar häufig Erklärungen aus der Traditionellen Chinesischen Medizin, insbesondere der Akupunktur und der Psychosomatik. Vor allem aber plädiert er an den gesunden Menschenverstand. Und er zeigt Wege, auch das an Beispielen seiner Patienten, wie Sie – mit Hilfe eines Arztes, aber auch selbst – gesund werden und bleiben können.

Autor

Dr. Markus Baumgartner, Jahrgang 1968, studierte von 1989 bis 1996 Humanmedizin in München, New York, Paris und Florenz. Seine Facharztausbildung absolvierte er in der Chirurgie am Klinikum Rechts der Isar München, im Städtischen Krankenhaus München Harlaching, an der Charité Berlin und in der Inneren- und Intensivmedizin im Städtischen Krankenhaus Bad Tölz. Als Facharzt für Allgemeinmedizin ließ er sich 2003 in München Bogenhausen nieder und bildete sich weiter als Arzt für Naturheilverfahren, Akupunktur, Chirotherapie, Osteopathie, Notfallmedizin und Arzt für psychosomatische Grundversorgung. Er ist verheiratet und Vater dreier Töchter.

Dr. Markus Baumgartner

WAS DEIN KÖRPER DIR SAGT

Signale richtig deuten
und gesund werden

Mit vielen Fallgeschichten

GOLDMANN

Dieses Buch ist bereits 2017 unter dem Titel
»Dein Körper ist ein Spießer« im teNeues Verlag erschienen.

Alle Ratschläge in diesem Buch wurden vom Autor und vom Verlag sorgfältig erwogen und geprüft. Eine Garantie kann dennoch nicht übernommen werden. Eine Haftung des Autors beziehungsweise des Verlags und seiner Beauftragten für Personen-, Sach- und Vermögensschäden ist daher ausgeschlossen.

Sollte diese Publikation Links auf Webseiten Dritter enthalten, so übernehmen wir für deren Inhalte keine Haftung, da wir uns diese nicht zu eigen machen, sondern lediglich auf deren Stand zum Zeitpunkt der Erstveröffentlichung verweisen.

FSC
www.fsc.org
MIX
Papier aus verantwortungsvollen Quellen
FSC® C014496

Verlagsgruppe Random House FSC® N001967

1. Auflage
Überarbeitete Taschenbuchausgabe Dezember 2018

Neumarkter Str. 28, 81673 München
Umschlag: Uno Werbeagentur, München
Umschlagmotive: FinePic®, München
Redaktion: Stephanie Bräuer
Satz: Uhl + Massopust, Aalen
Druck und Bindung: GGP Media GmbH, Pößneck
Printed in Germany
KW · Herstellung: IH
ISBN 978-3-442-17759-2
www.goldmann-verlag.de

Besuchen Sie den Goldmann Verlag im Netz

Inhalt

Vorwort von Stephanie Bräuer – oder wie es zu diesem Buch kam

Es war ein wirklich sehr hässliches, wenn auch, wie sich herausstellte, ziemlich harmloses Problem, das mich zu Dr. Markus Baumgartner brachte: eine schwarze Haarzunge. Mehr oder minder von einem Tag auf den anderen war meine Zunge mit einem dicken, dunkelgrün-schwärzlichen Belag belegt und ich in Panik geraten. Aus einer Arztfamilie stammend und mit einem zwar nicht mehr praktizierenden, aber durchaus noch medizinisch fitten Vater hätte ich natürlich zu ihm gehen können. Da ich aber das dumpfe Gefühl hatte, diese grässliche Zunge könne auch damit zusammenhängen, dass ich noch immer nicht ganz aufgehört hatte zu rauchen, und man als Tochter auch im zarten Alter von 50 Jahren ungern Diskussionen mit den eigenen Eltern über dieses Thema führt, dachte ich mir: Gehst du besser mal zu einem anderen Arzt. Ohnehin wollte ich mir endlich mal einen eigenen Hausarzt suchen. Dr. Baumgartner wurde mir von einer Freundin empfohlen, mit der ich mir schon seit Jahren auch den Gynäkologen teilte sowie die Einstellung darüber, was einen guten Arzt ausmacht.

Ich kam also in die Praxis und saß einem sportlichen, lässigen Arzt gegenüber, der sich erst einmal dafür entschuldigte, dass er mehrmals gähnen musste, weil »meine kleine Tochter gerade Keuchhusten hat und ich sehr wenig geschlafen habe«. Nun könnte man ja denken: »Toll, wenn der so müde ist, dann kann er sich gar nicht auf mich konzentrieren.« Aber irgendwie kam mir der Gedanke gar nicht. Was wahrscheinlich daran lag, dass er, trotz des Gähnens, nicht einfach nur diagnostizierte »Schwarze Haarzunge« und mir irgendein Rezept verschrieb, sondern anfing, mir interessierte Fragen zu meinem Leben, meinem Beruf, meiner Beziehung zu stellen – und nebenbei einen Ultraschall im Magen- und im Schilddrüsenbereich zu machen. Wieder zurück im Sprechzimmer, musste ich meine Zunge einrollen und hinter die oberen Schneidezähne drücken. Ein Blick und er sagte: »Das habe ich mir gedacht, Sie stehen ordentlich unter Strom, Leber-Chi-Stau.« Und dann erklärte er mir die einfachsten Grundprinzipien der Traditionellen Chinesischen Medizin. Wir sprachen auch über Sport im Allgemeinen und Yoga im Speziellen.

Hier muss ich vielleicht einfügen: Ich bin als Tochter eines Schulmediziners aufgewachsen, der zwar in seinen langen Jahren der Praxis die Erfahrung gemacht hat, dass die Psyche seiner Patienten eine große Rolle spielt, der aber vielen alternativen Heilmethoden zumindest mit großer Skepsis gegenübersteht. Normalerweise hätte mich also ein Gespräch über TCM eher verschreckt. Aber: Dr. Baumgartner hatte mir erstens schon zu Beginn unseres Gesprächs kurz seine eigene Geschichte erzählt (wie er sie ausführlicher auch in diesem Buch schildert) – und die klang so gar nicht nach Esoterik oder Guru. Zweitens hatte er ja durch den Ultraschall durchaus auch eine schulmedizinische Diagnostikmethode angewandt und drittens erklärte er die Zusammenhänge auf eine so einleuchtende, bodenständige Art und Weise, dass ich – selbst eher erst einmal skeptisch – absolut nicht verschreckt wurde.

Und so fiel in seinen Ausführungen auch dieser Satz: »Wissen Sie, der Körper ist ein Spießer.« Er erklärte mir, dass der Körper es gar nicht möge, wenn man nicht regelmäßig und ausreichend schläft (ich bin mit einem Koch verheiratet, der nachts um eins nach Hause kommt), unregelmäßig isst (ich bin meistens abends alleine und dann esse ich mal so, mal so und nicht immer frisch gekocht) und ständig in der Gegend rumsaust (ich bin selbstständig). Das wirke sich sowohl auf die chinesischen Bereiche der Leber als auch auf Milz-Magen aus, erklärte mir Dr. Baumgartner. Mal abgesehen davon, dass Rauchen auch einen Teil dazu beitrage, sollte ich vielleicht einfach darauf achten, ein wenig mehr Regelmäßigkeit (Spießigkeit) in mein Leben zu bringen. Er verschrieb mir auch pflanzliche Magentropfen. Und er fragte mich, ob ich Lust hätte, es einmal mit Akupunktur zu versuchen.

Da ich ein prinzipiell neugieriger Mensch bin, stimmte ich zu – es konnte ja nichts schaden. An eine Wirkung glaubte ich allerdings nicht. Schon bei der ersten Sitzung stach Dr. Baumgartner einen Punkt in der Ohrmuschel (heute weiß ich, dass dieser Punkt, laienhaft ausgedrückt, der »Antiaggressionspunkt« ist), und ich reagierte mit deutlichem Schmerz. Daraufhin meinte er nur ganz trocken: »Hmm, bei Ihnen tut sich aber schon einiges, was Sie so strahlend weglächeln.« Hier kürze ich ab: Ich kam insgesamt etwa acht Mal zur Akupunktur. Gleichzeitig nahm ich die Tropfen und achtete darauf, regelmäßiger zu schlafen, zu essen und Sport zu treiben. Mit dem Rauchen hatte ich vor Schreck über die schwarze Zunge sowieso aufgehört. Meine schwarze Haarzunge verschwand allmählich. Die Raucherentwöhnung ging völlig problemlos (es gibt im Ohr auch einen Suchtpunkt). Vor allem aber löste die Akupunktur ein paar emotionale Blockaden, derer ich mir vorher gar nicht so bewusst war. Dass ich darüber bei jeder Sitzung auch ein paar Minuten sprechen konnte, hat sicherlich ebenfalls zur Heilung beigetragen.

Vor allem aber war mir der Satz »Der Körper ist ein Spießer« nicht aus dem Kopf gegangen. Ich war davon fasziniert, dass ein Arzt auf so einfach zu verstehende Art und Weise Schulmedizin und Komplementärmedizin verbindet. Vielleicht auch, weil er damit nie als großer Lehrmeister dastehen möchte, sondern vielmehr an den gesunden Menschenverstand appelliert. Um Letzteren zu aktivieren, braucht man aber gar nicht immer einen Arzt, sondern nur ein paar gute Gedankenanstöße. Und so war die Idee zu diesem Buch mit ihm geboren.

Stephanie Bräuer ist freie Journalistin, Autorin sowie Ghostwriterin und lebt in München. Ihr Themenschwerpunkt liegt im Bereich Food und Gastronomie, sie beschäftigt sich aber gerne auch mit Gesundheitsthemen – nicht zuletzt, weil Essen und Gesundheit eng miteinander zusammenhängen. Da sie sich – zumindest in großen Teilen – an die Ratschläge von Dr. Baumgartner hält, sucht sie ihn inzwischen nur noch sehr selten als Patientin auf.

Vorwort von Dr. Markus Baumgartner

Ehrlich gesagt hatte ich nie geplant, ein Buch zu schreiben. Denn ich empfinde zwar große Befriedigung, einem Menschen im Vieraugenkontakt helfen zu können, hatte aber nie das Bedürfnis, mit meiner Meinung missionarisch tätig zu werden oder gar einen Ratgeber zu schreiben. Als Stephanie Bräuer, die ich als Patientin kennengelernt und behandelt hatte, mit der Idee zu diesem Buch an mich herantrat, war ich daher erst ein wenig verblüfft. Und ich war skeptisch, ob sich meine tägliche Praxis, die zu einem großen Teil auf der sprechenden Medizin beruht, eins zu eins in ein Buch »übersetzen« ließe. Aber dann wurde mir klar, wie wichtig es mir ist, meinen Patienten mit ihren alltäglichen oder auch mal nicht so alltäglichen Symptomen und Sorgen verständlich zu erklären, wie Körper, Seele und Geist – auf einer ganz logischen Ebene – zusammenhängen. Damit sie sich (und ihre Leiden) besser verstehen und vor allem verstehen, was sie zu ihrer Gesundheit beitragen können. Und diesen Alltag kann man natürlich auch auf ein Buch übertragen. Daher sind auch die Zusammenfassungen am Ende der meisten Kapitel nicht als allgemeingültige Regeln oder kurze Zusammenfassungen komplexer Lehren zu verstehen. Dafür gibt es andere Bücher. Sie sollen Ihnen nur einen kleinen Leitfaden durch dieses Buch über meine alltäglichen Erfahrungen mit der Traditionellen Chinesischen Medizin, der Psychosomatik und der Schulmedizin geben.

Es ist dann auch ein sehr persönliches Buch geworden. Und glauben Sie mir, wenn man seine eigene Geschichte, den Weg vom »heldenhaften« Chirurgen zum Allgemeinarzt und Arzt für Psychosomatik oder chinesische Medizin, mit all den sehr persönlichen Entscheidungen plötzlich schwarz auf weiß und für die Öffentlichkeit bestimmt vor sich sieht, ist das ein seltsames Gefühl. Doch mir ist bewusst, dass gerade auch dieser, mein nicht immer geradliniger Weg wichtig ist, um zu verstehen, warum ich von den Zusammenhängen zwischen Körper, Seele und Geist so überzeugt bin und in meiner täglichen Praxis leidenschaftlich danach praktiziere. Und da ich wie die meisten Menschen reine Theorien weniger schätze als reale Erfahrungen, hoffe ich, dass auch die wahren Geschichten meiner Patienten Ihnen gute Beispiele geben für eigene Erfahrungen – und vor allem für Schlussfolgerungen zur eigenen Gesunderhaltung. Selbstverständlich erwähne ich dabei keine Namen und habe Personendetails geändert. Die Geschichten aber sind alle so geschehen.

Manches, was Sie hier lesen, klingt für Sie wahrscheinlich eher banal. Es sind aber gerade diese Banalitäten, die meine Patienten verdrängen oder die sie nicht umsetzen und die dann der Grund dafür sind, dass sie krank werden und meine Praxis aufsuchen. Deshalb lohnt es sich eben doch, diese banalen Wahrheiten, die oft einfach nur den gesunden Menschenverstand ansprechen, immer wieder zu behandeln. Und dabei liebe ich auch den Pragmatismus der Traditionellen Chinesischen Medizin, ziehe sie bei meinen Patienten und hier im Buch immer wieder hinzu und erlaube mir, sie eben auch ganz pragmatisch zu schildern. Wie beim

Körper, der ein Spießer ist, oder dem Vergleich mit einer Proseccoflasche, die man schütteln muss, damit der Korken rausfliegt.

Klassisch kommen Patienten beispielsweise mit Schlafstörungen und Kopfschmerzen zu mir und möchten »das abgeklärt haben«. Irgendwo haben sie gehört, das könne am Melatoninmangel liegen. Sie bitten also um eine Blutuntersuchung und/oder gleich entsprechende Medikamente. Dann versuche ich ihnen zu erklären, dass ihre Beschwerden weniger bis gar nicht an ihrer Blutzusammensetzung liegen, sondern vielmehr daran, dass sie keinen Rhythmus in ihrem Leben haben oder im Job keine Anerkennung erhalten und noch dazu (angeblich) ja keine Zeit haben, ihre Energien ab und zu auch mal aufzuladen. Wenn jemand das verstanden hat, dann kann ich ihm auch das Werkzeug in die Hand geben, wie er an diesen krank machenden Ursachen etwas ändern kann – manchmal nur mit ein paar Stellschrauben, manchmal mit größeren Lebensumstellungen. Diese Systematik im Umgang mit meinen Patienten habe ich versucht, auf dieses Buch zu übertragen.

Ein Buch kann sicher keine persönlichen Gespräche ersetzen. Es wäre aber schön, wenn es mir gelänge, Ihnen auf verständliche Art und Weise dabei zu helfen, Ihre Beschwerden, Ihre Leiden in einem System zu begreifen. Und Ihnen damit gleichzeitig Wege zu zeigen, wie Sie dagegen vorgehen können beziehungsweise es gar nicht erst zum Leiden kommen lassen müssen.

1. Mein Weg – vom Saulus zum Paulus

Einer meiner Freunde, ein Neurochirurg, sagte vor einiger Zeit zu mir: »Deine Entwicklung ist ja fast schon eine vom Saulus zum Paulus.« Damit meinte er natürlich meine Entwicklung vom aufstrebenden jungen, adrenalingetriebenen Chirurgen zum Allgemeinarzt, der sich auf die Lehren der TCM stützt, Chiropraktik und Osteopathie anwendet und sich intensiv mit dem Thema Psychosomatik beschäftigt. Und der am ganzen Menschen in seiner Einheit aus Geist, Seele und Körper interessiert ist und nicht vor allem am perfekten Handwerk der Operation.

Auf diesen Weg haben mich mehrere Ereignisse und nicht zuletzt Reaktionen meines Körpers geführt. Oft erzähle ich meinen Patienten von diesen Erfahrungen, weil ich ihnen damit am einfachsten zeigen kann, dass ich einige der physischen und psychischen Probleme, mit denen sie heute zu mir kommen, selbst schon erlebt habe. Als ich etwa 30 war, hat mich jemand einmal dafür kritisiert, dass ich ständig meine eigene Geschichte in das Patientengespräch einbringe (und auch sehr eindringlich mit Händen und Füßen rede). Damals hat mich das verunsichert, heute stehe ich absolut dahinter. So bin ich einfach. Ich behandele meine Patienten nicht nur als Arzt, sondern auch als Mensch. Und ich habe die Erfahrung gemacht, dass ich damit meistens eine Tür öffne, die mir sonst verschlossen bliebe.

Das Einzige, was ich mir für die nächsten 100 Jahre vorstellen konnte

Warum wollte ich Arzt werden? Wenn ich ehrlich bin, ging es mir kurz vor dem Abitur wie vielen meiner Mitschüler: Eigentlich hatte ich keine Ahnung, was ich werden wollte. Aber ich hatte Biologie als Leistungskurs belegt und war total fasziniert vom Thema Verhaltensforschung. Im Nachhinein hätte mir das eigentlich schon zeigen sollen, dass ich mehr am Zusammenspiel von Körper und Geist als an der reinen »Mechanik« der Medizin interessiert war. Aber hinterher ist man ja immer klüger.

Damals habe ich zum ersten Mal für etwas Interesse entwickelt, das ich als nachhaltig empfand. Dazu kam, dass der Vater meiner damaligen Freundin Gynäkologe war und mich ab und zu auf seine Hausbesuche mitgenommen hat (natürlich nicht als aktive Hilfe, ich glaube heute, mehr zu seiner eigenen Unterhaltung). Wahrscheinlich ist mir aber damals tatsächlich bewusst geworden: Es gibt so viel Schönes im Leben, aber um es zu genießen, muss man gesund sein. Denn wenn man krank ist, hat man selten Sinn für dieses Schöne. So entstand die Idee zum Medizinstudium. Es war das Einzige, von dem ich mir vorstellen konnte, es die nächsten 100 Jahre zu machen.

Der Schreiner in mir

»Ich habe immer schon gerne Möbel gebaut« – diese Antwort auf die Frage, warum ich mich denn zunächst für die Chirurgie entschieden hatte, klingt zugegebenermaßen ein wenig seltsam. Aber es stimmt schon irgendwie. Bei aller Faszination, die das Thema Verhaltensforschung auf mich ausgeübt hat, bin ich jemand, der gerne mit seinen Händen arbeitet, der aktiv etwas tut. Beinahe hätte ich mich deswegen sogar zum ersten Mal von der Medizin verabschiedet. Denn nach dem vierten Semester hatte ich eine echte Krise. Ich fand das alles zu theoretisch, konnte mit vielen meiner Kommilitonen nichts anfangen, es gab wenig gemeinsame Ebenen mit ihnen. Und ich hatte damals gerade einfach aus Spaß bei einem Wettbewerb für Innenarchitektur mitgemacht und sogar den dritten Platz gewonnen. Da war ich kurz davor, alles hinzuschmeißen und nur noch Lampen und Möbel zu bauen. Die Uni frustrierte mich zu diesem Zeitpunkt, während mich das Möbelbauen zutiefst befriedigte.

Menschenleben retten in New York

Aber dann ging ich im Rahmen des Studiums nach New York, und das war natürlich wahnsinnig aufregend. Ich arbeitete im St. Vincent's Hospital in der 14. Straße. Das ist übrigens das Krankenhaus, in dem Woody Allen in seinem Film »Was Sie schon immer über Sex wissen wollten« ein verwirrtes Spermium spielte. Diese Erwähnung zeigt schon: Ein bisschen kam ich mir in New

York immer vor wie im Film. Irgendetwas zwischen Woody Allen und »General Hospital«. Wenn wir jungen Ärzte Notdienst hatten, saßen wir nachts in unseren »Scrubs«, diesen grünen Ärztekitteln, im Café in der Nähe des Krankenhauses und warteten, bis man uns mit dem Beeper rief. Dann ging es um Notfallmedizin. Das Zusammenflicken von Menschen unter Zeitdruck, das unmittelbare Retten von Leben, da wird man von purem Adrenalin getragen. Du machst eine Gefäßanastomose (eine Verbindung von zwei Blutgefäßen), steckst bis zum Ellbogen in Blut, es ist körperlich wahnsinnig anstrengend, aber eben auch enorm befriedigend. Du rettest Menschenleben, ganz faktisch.

Dazu kam, dass Medizinstudenten in Amerika, zumindest damals, ganz anders behandelt wurden als hier in Deutschland. Ich war es gewohnt, mich im OP möglichst still zu verhalten, nicht aufzufallen und am besten einfach nur zuzuschauen. In New York dagegen fand ein echter Austausch mit den Studenten statt. Als mir einmal der Chef während einer OP etwas sehr ausführlich erklärt hatte, bedankte ich mich überschwänglich bei ihm, doch er meinte nur: »Hey, wir sind doch hier, um dir etwas beizubringen.« Für mich eröffnete sich eine neue Welt. Das war eine ganz andere Lehrphilosophie, als ich sie bisher erlebt hatte. Ich werde nie den Tag vergessen, an dem in der Notaufnahme ein Harleyfahrer eingeliefert wurde. Er hatte bereits einen vom Blutverlust verursachten Herzstillstand, und man hatte ihm die Brust für eine offene Herzmassage aufgeschnitten. Ich stand nur mit großen Augen daneben, bis der Chef – er war so ein etwas ruppiger, lauter Vietnamveteran – bemerkte, dass er einen Zuschauer hatte. Er bellte nur: »Zieh dir Handschuhe an und mach selber!« Und dann sah ich mich plötzlich selbst mit beiden Händen im Brustkorb des Mannes eine Herzmassage machen. Das war 100 Prozent Adrenalin.

Obwohl wir im St. Vincent's Hospital meistens 36 Stunden durcharbeiten mussten und kein Geld verdienten, war die Arbeit dort echte Leidenschaft.

Am falschen Ort

Mit dieser Leidenschaft kam ich zurück nach Hause in die Chirurgie eines großen Klinikums, das schon damals zu den besten Deutschlands gehörte. Doch menschlich empfand ich es als Haifischbecken. Unter den meisten Studenten und Assistenzärzten herrschte ein enormer Konkurrenzkampf, und einige der Professoren waren genauso hoch qualifiziert wie empathisch schwierig. Zwei Erlebnisse aus dieser Zeit sind für mich auch heute noch bezeichnend:

1999 wütete in Bayern der Wirbelsturm »Lothar«. In solchen Nächten herrscht Hochbetrieb in der chirurgischen Notaufnahme. Irgendwann wurde eine junge Mutter eingeliefert, die auf ihrer Vespa fahrend von einem Baum getroffen worden war. Wir haben lange um ihr Leben gekämpft und sie zunächst stabilisiert. Gegen Mitternacht – ich hatte gemeinsam mit einer Kollegin, die ich zugegebenermaßen ohnehin nicht mochte, Dienst –

wurden wir zu einer Operation gerufen mit dem Kommentar: »Wir haben zwei frische Nieren. Ihr dürft explantieren.« Meine Kollegin quiekte vor Begeisterung ob dieser tollen Möglichkeit – und ich bin fast zusammengebrochen. Denn mir war sofort klar, dass es sich nur um die Nieren der jungen Frau handeln konnte, um deren Leben ich noch vor Kurzem gekämpft hatte. Und nun sollte ich mich freuen, ihre Niere zu explantieren! Während dieser Operation habe ich mich ständig wie am falschen Ort gefühlt. Es war ein sehr seltsames, fast körperliches Gefühl, einhergehend mit der Gewissheit: Ich werde nicht mehr oft in meinem Leben einen Operationssaal betreten.

Im Nachhinein sehe ich, gerade durch solche Erlebnisse, eine relativ deutliche Entwicklung in eine Richtung. In der Situation selbst wird einem das allerdings noch gar nicht so klar. Doch dann spricht häufig der Körper ein Machtwort.

Bei mir kam das erste Alarmzeichen nach einer Silvesternacht im Krankenhaus. Ich war damals auf der Privatstation eingeteilt. Über Weihnachten hatten wir in einer Woche drei 36-Stunden-Dienste, und ich war eigentlich fix und fertig. Am Silvestermorgen lag ein VIP-Patient mit völlig vereiterter Gallenblase auf dem OP-Tisch. Es war ein ohnehin komplizierter Eingriff, zudem war der Patient viel zu fettleibig. Während man an der Gallenblase operiert, muss man die Bauchdecke mit zwei Haken aufhalten. Dabei steht man allerdings in der zweiten Reihe, denn vorne arbeitet ja der Operateur, der sich in seiner Bewegung auch mal an deine Arme lehnt. Dabei die Haken stundenlang völlig gerade zu halten ist einfach unmöglich. Und es wird nicht leichter, wenn du gleichzeitig angebrüllt wirst, du sollest doch lieber Augenarzt werden, wenn du nicht einmal das könntest. Meine Laune war also ohnehin schon nicht gerade auf bestem Niveau. Mir gegenüber stand ein Student, der aus dem Kosovo kam. Man muss dazu sagen, das war zur Zeit des Bosnienkrieges. Davon erzählte dieser Student – auf Nachfrage des Operateurs – während der vierstündigen Operation. Nur um sich, als es wieder einmal kompliziert wurde, anhören zu müssen, er könne ja gar nichts und wäre wohl besser im Schützengraben geblieben! Eine solche Taktlosigkeit konnte ich nicht fassen. In diesem Moment war ich wirklich kurz davor, handgreiflich zu werden.

Nach diesem 36-Stunden-Dienst konnte ich einfach nicht gleich ins Bett gehen und habe mich stattdessen mit einem Freund beim Squashspielen abreagiert. Bis mir bei irgendeiner harmlosen Bewegung der Schmerz in den Oberschenkel schoss. Dass es sich dabei um einen Bandscheibenvorfall handelte, war mir allerdings noch nicht klar. Und die Erkenntnis, dass dies mit mangelndem Nieren-Chi zu tun haben könnte, hätte ich damals noch weit von mir gewiesen.

Aber den Alarmruf hatte ich wohl doch gehört, denn zwei Monate später habe ich gekündigt. Doch davor kamen mir zwei Zufälle »zu Hilfe« – wenn man denn an Zufall glaubt.

Entscheidende Zufälle oder Glücksfall in Bad Tölz

Ich war nach den oben geschilderten Erlebnissen so frustriert, dass ich zum zweiten Mal ernsthaft überlegte, die aktive Medizin an den Nagel zu hängen. Meine körperlichen Symptome verdrängte ich. Doch dann las ich in einer Fachzeitschrift, dass ich meine damalige Ausbildung nur noch um ein Jahr Innere Medizin erweitern müsste und Allgemeinarzt werden könnte. Ohne dass ich genau erklären kann, warum, plötzlich wusste ich: Genau das will ich machen.

Dabei war Allgemeinarzt bisher immer ein Schimpfwort für mich gewesen. Der gibt Pillchen oder hört gar dem Patienten zu! Unvorstellbar, denn beim Chirurgen muss Blut spritzen, man will ein Held sein – und die Patienten sind bewusstlos. Die erste Naht, der erste »eigene« Blinddarm, das löst Glücksgefühle aus, nicht das erste Gespräch mit einem Patienten.

Doch jetzt reizte mich plötzlich irgendetwas, mein eigener Herr zu sein und Medizin nach meinen Überzeugungen zu praktizieren. Heute sage ich gerne, dass es auch mit meinem Wunsch verbunden war, mehr über Akupunktur zu lernen. Aber das »Raus-aus-dem-Haifischbecken« spielte sicher auch eine Rolle.

Zufall Nummer zwei war ein Anruf der Sekretärin der Inneren Abteilung der Intensivstation des Krankenhauses in Bad Tölz, etwa 50 Kilometer südlich von München. Sie lud mich zu einem Vorstellungsgespräch ein. Tatsächlich hatte ich völlig vergessen, dass ich eine Bewerbung dorthin geschickt hatte. Zu diesem Gespräch fuhr ich, wie ich heute leicht beschämt zugeben muss, mit der ziemlich arroganten Einstellung: »Tölz, das ist sicher so ein kleines, verschlafenes Provinzkrankenhaus.«

Ich kann mich an den Tag meines Vorstellungsgesprächs noch genau erinnern. Es war einer dieser Tage im Februar, an denen man den ersten Vorgeschmack von Frühling bekommt. Auf den Bergen liegt noch Schnee, aber die Sonne strahlt schon mit echter Kraft. Da ich eine halbe Stunde zu früh für meinen Termin war, setzte ich mich an die Isar und schaute in die Berge. Und plötzlich war genau dieser Moment einer, an dem man ganz intensiv spürt, wie schön das Leben sein kann.

Noch mit diesem Gefühl in mir ging ich in mein Gespräch. Und alles war ganz anders, als ich gedacht hatte. Das Krankenhaus war hochmodern, der Chef sehr sympathisch. Und er machte mir das Angebot, bei ihm ein Jahr auf der Intensivmedizin und als Notarzt zu arbeiten, was ich sehr spannend fand, da das doch gewisse Ähnlichkeiten mit der Chirurgie hatte. Irgendwie wollte ich wohl immer noch der Held sein. Vor Ort noch sagte ich die Anstellung in Bad Tölz zu. Allerdings rief ich dann sicherheitshalber doch meinen Doktorvater an und fragte ihn, ob ich diesen Schritt wirklich gehen sollte. Wir verabredeten uns zum Essen, und ich erwartete eine Standpauke nach dem Motto: »Bist du wahnsinnig, deine ganze Unikarriere wegzuwerfen!« Doch was er mir sagte, war: »Wenn du nicht das gleiche Leben führen willst wie ich, sondern mal glücklich verheiratet sein und Kinder haben willst, dann geh genau diesen Weg.«

Natürlich gab es Zweifel

Das klingt heute relativ stringent und konsequent. Vor Kurzem hat meine Frau allerdings einen Brief gefunden, den ich ihr in dieser Zeit geschrieben habe. Und ich war selbst erstaunt, darin zu lesen, welche Zweifel ich an dem hatte, was ich damals gemacht habe, und wie sehr ich danach gesucht habe, das Richtige zu finden.

So hatte ich in der Zeit am Klinikum beispielsweise auch in einer Forschungsgruppe für minimalinvasive Therapie gearbeitet. Dort werden, einfach ausgedrückt, Medizinroboter gebaut, die bei Operationen assistieren. Gemeinsam mit anderen Assistenzärzten hatten wir einen Thinktank, in dem wir machen konnten, was wir wollten, fast alles durchdenken und ausprobieren, um neue Entwicklungen möglich zu machen. In dieser Forschungsgruppe war ich glücklich – bis es wieder in den Dienst im Krankenhaus zurückging. Mit meiner Kündigung am Klinikum war aber auch diese Forschungsarbeit zu Ende. Und natürlich gab es auch in der Chirurgie ein paar Aspekte, die ich bis heute schätze: Chirurgie bedeutet absolute Konsequenz, die Dinge, die man anfängt, auch fertig zu machen. Man muss, ganz banal ausgedrückt, einen Bauch, den man aufmacht, auch wieder zumachen. Und man muss Entscheidungen treffen. In der Chirurgie gibt es kein »Vielleicht«.

Diese Aspekte versuche ich – auch heute noch – immer in mein Leben und meine Arbeit zu übertragen. Mal gelingt das besser, mal weniger. Menschen, die ganz rational Plus-Minus-Tabellen machen können und daraus ihre Entscheidungen treffen, haben mich früher fasziniert. Ich war neidisch auf diese rationale Vorgehensweise, denn das konnte ich nie. Ich muss ausprobieren, und dann kommt irgendwann der Punkt, an dem ich weiß, was ich will. Dass ich dabei Gefahr laufe, ordentlich auf die Schnauze zu fallen, nehme ich in Kauf. Auch das Klinikum war so eine Art »Auf-die-Schnauze-Fallen«, aber obwohl ich an manchen Tagen dort wirklich durch die Hölle gegangen bin, bereue ich keinen Tag. Es entsprach meiner Art, Entscheidungen zu treffen, aus Wissen, aus Erfahrung und aus dem Bauchgefühl heraus. Ich habe gelernt, dass ich mich darauf verlassen kann.

Der Körper gibt seinen Kommentar – deutlich

Ich hatte also im Klinikum gekündigt und ging nach Bad Tölz. Wunderbar, alles hinter mir gelassen, neue Ufer. Den akuten Schmerz im Oberschenkel zwei Monate früher hatte ich längst verdrängt. Ich war Sportler, habe Triathlon gemacht, Tennis gespielt, da ziept schon mal etwas. Dass mein Körper auch noch ein Wörtchen mitzureden hatte, musste ich dann allerdings sehr deutlich erfahren.

Intensivmedizin bedeutet Notarzteinsätze, Held sein. Und noch mehr Held, weil ich ständig starke Rückenschmerzen hatte und mein Bein irgendwann völlig taub war. Das war dann der Punkt, an dem ich mich doch endlich untersuchen ließ. Und dabei stellte sich heraus, dass der Wirbelkanal durch die kaputte Bandscheibe verengt und eine Operation unvermeidlich war. Hätte mir damals jemand gesagt, dass dieses Symptom psychosomatische Ursachen habe, hätte ich ihm einen Vogel gezeigt. Käme aber heute ein Patient mit dieser Geschichte und denselben Symptomen zu mir, würde ich sagen: »Das Schicksal hat dir das Kreuz gebrochen.« Denn eigentlich war es ganz klar: Ich hatte über Monate einen Job gemacht, von dem ich wusste, dass er so nicht zu mir passte und der noch dazu auch rein körperlich sehr anstrengend war. Mein Ausgleich bestand zwar in Sport, der aber immer gerne über alle Grenzen hinausging. Also hat mir das Schicksal mal schön einen Knüppel zwischen die Beine geworfen. Wie sich solch ein Schlag noch äußern kann und wie man »das Schicksal« wieder »versöhnt«, dazu später mehr.

Nach der Operation hatte ich keine Schmerzen mehr. Aber die Ärzte bremsten mich ein und schickten mich erst einmal in die Rehaklinik. Ich hätte nie gedacht, dass ich je in einer Rehaklinik landen würde, bevor ich nicht mindestens 80 Jahre alt wäre. Das war für mich immer eine völlig abstruse Vorstellung. Da dort aber auch Leistungssportler zur Rehabilitation waren, fand ich den Gedanken zunächst doch ganz schick und dachte mir: »Prima, macht mich mal fit für den nächsten Wettkampf.« Doch der Plan ging nicht auf. Stattdessen musste ich dort wie eine schwangere Frau Beckenbodengymnastik lernen und wurde von den Physiotherapeuten ständig gedehnt. In dieser Zeit habe ich schmerzhaft Geduld und Demut gelernt. Vor allem aber habe ich gelernt, auf meinen Körper zu hören und meine Grenzen kennenzulernen. Und wenn ich heute wieder einmal über diese Grenzen hinausgehe, was durchaus vorkommen kann, dann bin ich mir dessen wenigstens bewusst. Und ich weiß, wie ich gegensteuern kann.

Meilenstein Akupunktur

Wie schon erwähnt, rede ich mir heute gerne selbst ein, dass meine Entscheidung, Allgemeinarzt werden zu wollen, auch mit dem Bedürfnis zusammenhing, Akupunktur zu lernen. Ungefähr stimmt das auch. Aber so einfach war es eben doch nicht. Es kamen viele Dinge zusammen. Dass die Akupunktur eine entscheidende Rolle in meinem Leben einnehmen sollte, ahnte ich jedenfalls definitiv nicht, als ich das erste Mal, mit 21, mit ihr zu tun hatte.

Es war ein wunderbarer Sommer. Dementsprechend hatte ich, damals im zweiten oder dritten Semester, ständig Sport gemacht, viel Sport. Dann bekam ich plötzlich dieses lästige leise Ohrensausen. Das kannte ich schon, es war schon ein paarmal aufgetaucht. Aber diesmal ging es nicht mehr weg, ich hatte mir einen Tinnitus eingefangen. Besonders unerträglich wurde er, als ich wieder einmal ein Wochenende in den Bergen auf einer Hütte verbrachte. Dort war es zwar wahnsinnig schön und idyllisch, dummerweise aber auch wahnsinnig leise. Bis auf mein Summen im Ohr.

Also ging ich zu einem befreundeten HNO-Arzt. Als der mich mit dem beunruhigenden Kommentar »Das könnte auch ein Schlaganfall sein« gleich stationär aufnehmen wollte, war meine total coole Reaktion nur: »Spinnst du? Ich hab jetzt gleich eine Tennisstunde!« Aber ich bin dann doch brav zehn Tage hintereinander zu meinem Hausarzt gegangen, habe Cortison und blutverdünnende Infusionen bekommen, bin von den Medikamenten unleidig, müde und latent depressiv geworden – nur meine Beschwerden haben sich überhaupt nicht gebessert.

Also hat mich mein Arzt in eine Studie aufgenommen, bei der man eine Stunde bei Unterdruck in einer Kammer sitzen und reinen Sauerstoff ventilieren musste. Die Studie war eigentlich für Krebspatienten der HNO konstituiert, aber man vermutete, diese Methode könne auch bei Tinnitus helfen. Einen ganzen Monat lang ging ich zehnmal für jeweils eine Stunde in diese Kammer – und an meinem Tinnitus änderte sich gar nichts. Mehr als ein Monat Schulmedizin hatte mich inzwischen mehr belastet als der Tinnitus selbst. Ich hatte also keine Lust mehr auf weitere Therapien und schon beschlossen, mit dem Pfeifen zu leben, als mir jemand eine Akupunkturärztin empfahl.

Ich ließ mir einen Termin geben, erklärte ihr aber sofort, dass ich zwar gehört hätte, dass sie Tinnitus heilen könne, ich aber nicht an Akupunktur glaube. Sie blieb ganz ruhig, erläuterte mir, mein »Nieren-Chi« sei geschwächt (was mir damals natürlich nichts sagte) und ich müsse schon so acht bis zehn Mal kommen, bevor ich etwas spüren würde. Ohne diese Vorwarnung wäre ich wahrscheinlich tatsächlich nach dem ersten Mal nicht wiedergekommen. So aber trat ich zu meinen Terminen an, obwohl ich beim vierten Mal gleichzeitig eine Nebenhöhlenentzündung mit Fieber, kalten Füßen und völlig verstopfter Nase hatte und gleich am Anfang kommentierte: »Ich glaube, heute können Sie gar nichts machen.« Doch sie meinte nur: »Ganz im Gegenteil. Jetzt legen wir erst richtig los.« Und sie moxte mich. Bei der Moxibustion werden ausgesuchte Kräuter auf die Akupunkturnadeln gelegt und verbrannt, um das Nieren-Chi zu erwärmen. Skeptisch lag ich auf dem Bauch. Und plötzlich durchschoss Wärme meinen ganzen Körper, ich hatte keine kalten Füße mehr, die schleimige Flüssigkeit entleerte sich aus meiner Nase, und ich konnte nur noch staunen, was da passierte. Einmal davon abgesehen, dass sich nach ein paar weiteren Sitzungen auch mein Tinnitus verabschiedete, war ich nach diesem Erlebnis so beeindruckt, dass ich sofort in die Universitätsbuchhandlung ging und nach Studien zu diesem Thema suchte. Und tatsächlich gab es schon Tierversuche, die belegten, dass man mit Akupunktur unter anderem Morphiumrezeptoren im Körper aktivieren kann. Mir war klar: Diese Methode will ich irgendwann lernen. Was ich dann auch ein paar Jahre später tat und was meine gesamte Arbeitsweise ganz entscheidend geprägt hat.

Letztendlich hat mich die Akupunktur, deren Wirkung ich selbst als Patient erfahren hatte, übrigens auch dazu gebracht, mich dem Thema TCM (Traditionelle Chinesische Medizin) zuzuwenden, und das wiederum hat mich auch für andere Methoden der Komplementärmedizin geöffnet – vor allem aber für die ganzheitliche Betrachtung des Menschen in seiner Verbindung aus Körper, Geist und Seele.

Den eigenen Weg finden

Ich habe schon erwähnt, dass ich kein Mensch bin, der wichtige Entscheidungen rein rational trifft. Früher habe ich das als Schwäche empfunden und bin verschiedenen Methoden der Entscheidungsfindung nachgelaufen. Heute kann ich akzeptieren, dass auch das ein Teil des Suchens nach meinem eigenen Weg war. Ich weiß jetzt, dass ich gute Entscheidungen aus einer Kombination von Wissen, Erfahrung und Bauchgefühl heraus treffe. Und dass dies keine Schwäche, sondern eine Stärke ist. Das versuche ich auch meinen Patienten zu vermitteln.

Fast alles, was ich meinen Patienten empfehle, woran ich mit ihnen arbeite, habe ich schon selbst erfahren. Und deshalb verstehe ich meine Patienten so gut. Die verschiedenen Therapieverfahren wie Osteopathie, Chiropraktik oder eben die chinesische Therapie habe ich auch an mir selbst erlebt. Ich wende bei meinen Patienten nur an, wovon ich, nicht zuletzt aufgrund dieser eigenen Erfahrung, absolut überzeugt bin. Und das kann ich dann auch mit Leidenschaft vertreten – statt es meinen Patienten zu »verkaufen«.

Meine Frau ging vor Kurzem wegen sehr starker Zahnschmerzen zu ihrem Zahnarzt, der vermutete, die Schmerzen lägen an einer Bissverschiebung, und ihr eine Beißschiene verordnete. Als ein mit uns befreundeter Zahnarzt davon hörte, meinte er, diese Schmerzen hörten sich für ihn eher nach einem Wurzelproblem an, und er empfahl meiner Frau eine Zahnärztin, die sich auf

Wurzelbehandlungen spezialisiert hat. Dort fand man die Ursache der heftigen Schmerzen nach umfangreichen Untersuchungen in der Tat in der Wurzel eines Zahns. Die Ärztin sagte daraufhin diesen wunderbaren Satz: »Um ein guter Zahnarzt zu sein, muss man eigentlich selbst einmal Wurzelschmerzen erfahren haben.« Genau – und Zahnärzte sind nun nicht gerade bekannt für einen ganzheitlichen Ansatz.

Psychologie ist gar nicht so »bäh«

Natürlich war zu meiner Zeit als Chirurg nicht nur Allgemeinmedizin etwas, über das wir die Nase gerümpft haben. Auch alles, was mit Psychologie oder Psychosomatik zu tun hatte, war irgendwie »bäh«. Allerdings musste ich während meiner Ausbildung zum Allgemeinmediziner auch eine psychosomatische Grundausbildung bei einer Psychotherapeutin absolvieren. Mein erster Termin bei ihr sollte allerdings an einem wunderschönen Sommertag stattfinden, und ich wollte überall hin, nur nicht zu diesem Termin. Doch dann kam es ganz anders. Ich habe die Gespräche mit ihr geradezu aufgesaugt, es war ein sehr intensives, belebendes Wochenende.

Vor allem aber habe ich bei ihr in langen Diskussionen gelernt, dass Empathie – einfach ausgedrückt die Fähigkeit, sich in Menschen hineinzuversetzen – unter anderem dadurch entsteht, dass man Krisen, Emotionen und Heilung schon selbst erfahren hat. Patienten an den eigenen Erfahrungen teilhaben zu lassen muss nicht jeder machen. Für mich ist es oft ein wichtiger Türöffner. So wie ich auch hier meine persönliche Geschichte schildere. Ich will und werde nie der Arzt sein, der aus großer Distanz die Leiden seiner Patienten analysiert, diagnostiziert und »abarbeitet«. Natürlich habe ich nicht alle Probleme meiner Patienten selbst erlebt, aber oft hilft es schon zu erzählen, dass man selbst schon gezweifelt, Fehler gemacht hat und welchen Weg man daraus gegangen ist, um dem Patienten das Gefühl zu geben, dass er sich ohne Scham öffnen kann.

Reden ist wichtig – auch für Ärzte

Ebenfalls zur Ausbildung als Allgemeinarzt gehörte der Besuch einer sogenannten Balint-Gruppe. In diesen Gruppen sitzen Ärzte zusammen und sprechen – unter der Leitung eines Psychotherapeuten – über »schwierige« Patientenfälle. In der Gruppe sollen sie ein besseres Verständnis für ihre Patienten und sich selbst als behandelnden Arzt bekommen.

Außerdem haben unter allen Akademikern Ärzte die höchste Selbstmordrate. Diese Gruppen sollen daher auch zur Gesunderhaltung der Ärzte beitragen. In meiner Gruppe waren damals auch drei Strahlentherapeuten. Man muss sich klarmachen, das sind Ärzte, zu denen ausschließlich Krebspatienten kommen, mit Todesangst, mit Nebenwirkungen, mit wirklich tragischen Schicksalen. Doch diese drei Strahlentherapeuten erklärten in der Gruppe immer nur: »Wir haben keine erzählenswerten Geschichten, die uns belasten.« Bis einer von ihnen eines Tages vom leitenden Psychotherapeuten aufgefordert wurde, nun doch endlich einmal irgendetwas beizutragen. Er fing also mit einer ganz banalen Geschichte an. Aber schon zwei Minuten später war er plötzlich tief in einer offensichtlichen Depression über seinen Job und die schrecklichen Schicksale, die er dort täglich erlebte, gefangen. Unser Therapeut saß ihm gegenüber, hat sich alles aufgezeichnet, ein bisschen nachgefragt und dann nichts dazu gesagt, gar nichts, und die Stunde geschlossen. Ich war fassungslos über diese fehlende Empathie. Das könnte nie meine Art des Umgangs mit Patienten sein.

Eine meiner wichtigsten Erfahrungen ist aber nicht nur die Bedeutung des Patientengesprächs, sondern die gar nicht theoretische Verbindung von Körper, Seele und Geist und den Energien, die zwischen ihnen fließen. Das ist der Grund, warum ich in diesem Buch immer wieder darauf zurückkommen werde. Gesundwerdung und Gesunderhaltung ist ein Spiel mit den Energien.

2. Meine Werkzeuge

Körper, Geist und Seele

Einer meiner Lehrer hat einmal zu mir gesagt: »Du siehst es den Leuten schon auf die Stirn geschrieben, was ihnen fehlt.« Und tatsächlich erstaunt es mich mittlerweile selbst manchmal, dass ich oft schon nach kurzer Zeit weiß, was meinem Gegenüber fehlt, ohne dass er oder sie ein Wort gesagt hat. Am Anfang hat es mich sogar ein wenig erschreckt. Aber bei manchen Menschen kann man den Leber-Chi-Stau (die Erklärung dazu folgt später) eben wirklich schon sehen, einzig an der Art, wie sie reden, sich bewegen, schon daran, wie die Schritte vor der Tür klingen: geballte, gestaute Energie.

Diese Patienten kommen dann meist mit Schlafstörungen oder Migräne in die Praxis. Aber natürlich überfahre ich einen neuen Patienten nicht sofort mit einer solchen Erklärung. Ich muss ihn vorsichtig abholen. Schließlich suchen mich die meisten in meiner »Funktion« als Allgemeinarzt auf. Also höre ich ihnen zu, frage nach ihrem Beruf, ihrer Familie, ihrer Partnerschaft. Dann erzähle ich kurz meine eigene Geschichte, spreche über meine persönliche Krise, meine Entwicklung. Das zeigt ihnen, dass auch bei mir nicht immer alles so glatt war: Praxis im schicken Bogenhausen, Familie, drei tolle Töchter. Sondern dass hinter dem, was ich heute mache, auch eigene Erfahrungen stehen. Zugegeben, bei Männern betone ich vielleicht ein bisschen mehr die Themen »Triathlon« und »New York«, sonst laufen sie gleich wieder davon, wenn ich ihnen ihre Symptome als Energieblockaden erkläre.

Und dann fasse ich in ein paar Worten die Grundlagen der Traditionellen Chinesischen Medizin (TCM) zusammen, ohne sie in diesem Moment als Gesamttheorie vorzustellen. Das ist auch gar nicht der Sinn der Sache. Ich möchte nur die Verbindungen aufzeigen. Ich spreche zu diesem Zeitpunkt nur von der Energie »Chi«, vom Zusammenhang von Nieren-Chi und ihrem Hexenschuss oder ihren Nackenverspannungen, die ihre wahre Ursache in ihrem Anspruch an sich selbst haben, oder vom Asthmaanfall, dessen Ursache zum Beispiel ein kürzlich erlebter Trauerfall sein kann. Ich spreche über Themen wie Regeneration, Ernährung oder Atmung und darüber, wie Erfahrungen, Emotionen und körperliche Symptome zusammenhängen. Das ist natürlich ganz individuell. Aber ich spreche nicht von Psychologie, sondern eben von einem Zusammenspiel der Energien. Bereits da merke ich bei vielen, dass ich einen Aha-Knopf gedrückt habe. Plötzlich beginnen sie ein System zu begreifen, verstehen, woher ihre körperlichen Symptome kommen. Dass ein Burn-out (wobei ich das Wort nicht mag) auch entstehen kann, weil du von Mutter Natur nicht ausreichend Substanz mitbekommen hast, weil du dir nie Zeit gibst zu regenerieren, du einen Yin-Chi-Mangel hast und im Moment zu wenig für dich tust oder einfach total blockiert bist. Dass dies in der chinesischen Medizin als Problem von Milz-Magen oder Leber gilt (wozu wir später noch kommen), spielt zunächst einmal keine Rolle.

Für mich ist die chinesische Medizin in allererster Linie ein Hilfsmittel für die Diagnose und für die Patienten ein Erklärungsmodell. Keine schicke östliche Methode, die gerade »in« ist, sondern eine Möglichkeit, viele Symptome und ihre Ursachen leichter verständlich und nachvollziehbarer zu machen. Es ist vergleichbar mit einem Bauplan, der zeigt, wie man konstruiert ist, wo man jetzt gerade steht und warum man gerade dort steht. Das komplexe Thema der eigenen Gesundheit wird auf diese Art und Weise fassbar. Wenn ich Patienten im ersten Gespräch auf die Zunge oder unter die Zunge schaue und ihnen auf den Kopf zusage, dass ihnen ein geregelter Rhythmus fehlt, dann sind sie natürlich erstaunt. Aber sie fühlen sich auch ertappt, denn der Körper lügt eben nicht (Patienten schon). Das Erstaunen und das Sich-ertappt-Fühlen aber öffnen mir die erste Tür, und ich erhalte die Bereitschaft der Patienten, mir weiter zuzuhören.

Verstand brillant, Körper zickt, Seele schreit

Mir ist es wichtig, dass ich Patienten nicht einfach nur vollquatsche. Ich möchte, dass sie begreifen, warum sich ihr Körper gerade dieses Problem ausgesucht hat, um sie so auf ein ganzheitliches Problem aufmerksam zu machen. Zum Beispiel Schlafstörungen, die durch Mobbing im Büro ausgelöst werden – auch wenn der Patient das manchmal nicht wahrhaben will. Selbstverständlich verliere ich meinen schulmedizinischen Blick als ausgebildeter Chirurg und Notarzt nicht und wende so viel schulmedizinische Diagnostik an wie nötig, um keine organische Störung zu übersehen.

Und manchmal akupunktiere ich auch diagnostisch – dazu mehr im Kapitel »Akupunktur – weil's funktioniert«. Inzwischen sehe ich die Einheit von Körper, Seele und Geist und die Bedeutung des Gleichgewichts innerhalb dieser Einheit.

Ich erkläre meinen Patienten oft, dass ihr Verstand brillant ist, der Körper zickt und die Seele schreit. Sanft ausgedrückt – und bei manchen Patienten fange ich lieber etwas sanfter an – erkläre ich, dass ich den Eindruck habe, dass ihr körperlicher Zustand Ausdruck eines Konfliktes zwischen diesen dreien ist und dass sie lernen müssen, auf ihre körperlichen Symptome zu achten. Wenn jemand – ohne schulmedizinischen Befund – Magenschmerzen hat, dann sagt ihm sein Körper damit, dass sich etwas ändern muss. Sein Leben »schlägt ihm auf den Magen«. Er müsste ihm nur zuhören. Es geht auch darum, den eigenen Körper als Freund und nicht als Feind zu sehen. Er ist nämlich in der Tat oft intelligenter als der Verstand. Dabei ist er häufig das Sprachrohr unserer Seele.

Der Verstand als reine Ratio steht der Gesundheit oft im Weg, weil er Probleme zwar lösen möchte, dabei aber mit vorgefertigten Urteilen und Meinungen belastet ist. Daher ist die große Skepsis, auf die ich bei vielen Patienten während eines ersten Gesprächs über die Einheit von Körper, Geist und Seele stoße, auf der Angst begründet, ihre Symptome könnten irgendwie »nur« psychisch beziehungsweise psychosomatisch sein. Sie haben Angst, als eingebildete Kranke zu gelten.

Wie Körper und Emotion zusammenhängen

Es gibt eine wunderbare Zeichnung von Charlie Brown von den »Peanuts«, der zusammengesunken mit hängendem Kopf dasteht und seiner Freundin Lucy erklärt: »Wenn du deprimiert bist, ist es ungeheuer wichtig, diese Haltung einzunehmen ... Das Verkehrteste, was du tun kannst, ist, aufrecht und mit erhobenem Kopf dazustehen, weil du dich dann sofort besser fühlst.« Er hat so recht. Möchten Sie allerdings weiter deprimiert sein, dann lassen Sie den Kopf einfach weiter hängen.

Wenn auch mit dem Augenzwinkern eines Comics dargestellt, ist dies ein sehr einleuchtendes Bild dafür, wie man mit seinem Körper seine Emotionen beeinflussen kann. Dieser Zusammenhang war übrigens nicht nur den Asiaten schon vor langer Zeit bekannt.

Ein historischer Ausflug: Der Körper im Westen und Osten

Chinesische Medizin ist und war immer schon psychosomatische Medizin. Doch hier im Westen waren wir vor fast 1000 Jahren auch schon einmal auf einem ganz ähnlichen Weg wie Mediziner und Philosophen in China, Japan oder Indien. Schon Hildegard von Bingen, die inzwischen heiliggesprochene Äbtissin und Vorkämpferin der ganzheitlichen Medizin, stellte Anfang des 11. Jahrhunderts fest, dass, wenn der Körper lächelt, auch die Seele lächelt. Sie sprach davon, dass der Mensch dafür sorgen müsse, dass die drei Aspekte seiner Lebensführung, »Seele«, »Leib« und »Sinne«, immer im Gleichgewicht seien, damit er gesund bleibe. Allerdings ging hier im Westen viel Wissen um ganzheitliche Medizin und philosophisches Gedankengut mit der Aufklärung verloren. Etwa durch den französischen Philosophen und Naturwissenschaftler René Descartes, der im 17. Jahrhundert die Trennung von Körper und Geist postulierte.

Im Schatten der großen Erfolge der naturwissenschaftlich-technischen Medizin des 20. Jahrhunderts, die zu einem körperbetonten Verständnis der Medizin führte, beschrieb Sigmund Freud, der Begründer der Psychoanalyse, mit seinem Konversionsmodell als Erster Symptome als Folge des Wechselspiels zwischen Seele und Körper. Stark vereinfacht: Ein intrapsychischer Konflikt konvertiert ins Körperliche. Ein psychisches Problem zeigt sich in körperlichen Symptomen.

Interessanterweise trat auch in China die Traditionelle Chinesische Medizin in den Hintergrund und wurde sogar zeitweise verboten, weil die zunehmend städtische Bevölkerung ihre Krankheiten nach den neuen, importierten westlichen Methoden behandelt haben wollte. Natürlich auch, weil die TCM bei der Bekämpfung der großen Seuchen verglichen mit Impfkampagnen der westlichen Medizin, die Tausende von Leben retteten, an ihre Grenzen kam.

Erst als in der Zeit der Kulturrevolution – zwischen 1966 und 1976 – ein enormer Mangel an Ärzten auf dem Land zum Problem wurde, trieb Mao Zedong eine Gegenbewegung voran: Mit den sogenannten Barfußärzten, die aus der TCM kamen, konnte die medizinische Versorgung wieder flächendeckend organisiert werden. Daraus entwickelte sich die Renaissance der TCM, die heute in China ganz selbstverständlich parallel zur Schulmedizin ausgeübt wird.

In Deutschland wurde die psychosomatische Medizin erst 1970 ein scheinpflichtiges Unterrichtsfach des Medizinstudiums und erst 2003 wurde der Facharzt für psychosomatische Medizin eingeführt. Trotzdem sind in Kliniken mit bis zu 1000 Betten nach wie vor gerade mal 20 Betten für psychosomatische Beschwerden vorgesehen.

Warum mir der oben beschriebene kurze, und natürlich unvollständige, historische Ausflug wichtig ist? Weil er einerseits zeigt, dass der Zusammenhang von Körper, Geist und Seele, der für mich zentraler Punkt der Behandlung meiner Patienten ist, nicht nur aus dem asiatischen Raum stammt. Gleichzeitig macht die Geschichte deutlich, warum dieser Bereich immer noch wissenschaftlich »neu« ist und daher gerne als Bereich der »eingebildeten Kranken« abgestempelt wird. Wenn es weiter hinten im Kapitel »Und jetzt – was tun?« darum geht, was der Einzelne für sich selbst tun kann, wird dieses Thema erneut wichtig werden. Denn genau diesen Zusammenhang müssen wir verstehen, wenn wir unser eigenes Gleichgewicht aus Körper und Seele und Geist erhalten und damit gesund bleiben möchten. Wenn wir den Körper ignorieren, wird er mit den unterschiedlichsten Symptomen auf sich aufmerksam machen.

Der Urvater der psychosomatischen Medizin, Thure von

Uexküll, lieferte eine wunderbare Definition der Psychosomatik – gerade für den Arzt. Er beschrieb sie als Medizin für neugierige Ärzte, die nicht mit Teildiagnosen zufrieden sind, sondern wissen, dass eine rationale Therapie eine Gesamtdiagnose erfordert, aus der hervorgeht, inwiefern und mit welchem Gewicht somatische (also körperliche), psychische und soziale Faktoren zum Krankheitsbild eines Patienten beitragen.

Die Angst der Patienten vor der Psychosomatik

Leider glauben immer noch viele Menschen, mit der Erwähnung von psychosomatischen Krankheiten wolle man ihnen unterstellen, sie seien eingebildete Kranke. Dabei gehen medizinische Studien davon aus, dass rund 50 Prozent aller körperlichen Beschwerden keinen organischen Ursprung haben. Das verwundert mich nicht, denn man könnte ein psychosomatisches Problem auch ein Problem aus dem Bereich der ganzheitlichen Medizin nennen. Der Mensch besteht eben nicht nur aus Körper. Mit »eingebildet« hat dieses Thema jedenfalls überhaupt nichts zu tun. Es drückt nur aus, dass der Patient Symptome zeigt, die keine offensichtlichen körperlichen Ursachen haben. Psychosomatik bedeutet nichts anderes als die Einheit von Psyche und Körper mit Wechselwirkungen und Abhängigkeiten untereinander. Der Körper erkrankt, weil ein seelischer Konflikt vorliegt. Diesen muss man ermitteln und gegebenenfalls therapieren. Oft gelingt es aber auch, über den Körper die Seele zu heilen. Sei es über Yoga oder beispielsweise über eine Bergtour, bei der zum körperlichen Erlebnis noch das Naturerlebnis kommt. Das ist meine Methode. Der Verstand, der Geist, kann bei der Lösung seelischer Konflikte hilfreich sein, wenn er diese Wechselwirkungen versteht, oder hinderlich, wenn er sich weigert, sie zu akzeptieren.

Deshalb finde ich es schade, wenn sich ein Patient mit einem Symptom, das nachweislich keine körperlichen Ursachen hat, jedem Hilfsansatz verweigert mit der Begründung: »Wenn es nichts Körperliches ist, dann wird's schon wieder vorbeigehen.« Vor Kurzem saß ein junger Mann vor mir. Er war extrem bleich, litt unter starkem Haarausfall, es ging ihm insgesamt ganz offensichtlich nicht gut. Alle Laborwerte waren aber absolut in Ordnung. Doch um ein potenzielles seelisches Problem wollte er sich nicht kümmern, mit der oben zitierten Begründung, und ist nach dem Abholen seiner Befunde einfach gegangen. Ich habe ihn nie wiedergesehen, bin mir aber sicher, dass es ihm nicht besser geht. Für mich sind solche Erlebnisse frustrierend.

Wir Menschen wollen verstehen, wie etwas funktioniert, und genau dazu brauchen wir Erklärungssysteme. Rein körperliche Vorgänge sind leicht erklärbar (verlässt man einmal die für den Laien verwirrende Fachterminologie). Doch wenn die Psyche ins Spiel kommt, müssen wir auf andere Erklärungsmodelle zurückgreifen. Mein Osteopathielehrer hat einmal zu mir gesagt: »Keiner weiß wirklich, wie Osteopathie funktioniert. Du kannst den Menschen osteopathische Theorien erklären, so viel du willst: Die Zwerchfelle sind verklebt, die Poren sind verstopft, und die Energie kann nicht fließen. Das sind keine Fakten, sondern alles »nur« Erklärungsmodelle, nichts anderes.« Dasselbe trifft auf das »Meridiane« in der Akupunktur zu oder auf Yoga oder auf das »Yin und Yang«. Diese Themen mögen nicht fassbar sein, aber sie beruhen auf Beobachtung und daraus entstandenen Theorien, die sich in über 2000 Jahren entwickelt haben. Es sind Erklärungsmodelle, die den Menschen das Verständnis dafür ermöglichen, wie etwas funktioniert.

Ein Röntgenbild zeigt nicht einmal, ob der Patient lebt

Ganz sicher soll dieses Buch nicht gegen die Schulmedizin sprechen. Man muss sich aber ihrer Schwächen bewusst sein. Der erwähnte Osteopathielehrer hat das sehr treffend so ausgedrückt: »Ein Röntgenbild zeigt nicht einmal, ob der Patient noch lebt oder nicht. Wie soll es dann zeigen, ob er Schmerzen hat?«

Auf eine ähnliche Erkenntnis läuft auch das Ergebnis einer Kernspinstudie vor ein paar Jahren hinaus. Orthopäden und Radiologen wurden Kernspinaufnahmen des Rückens einiger Patienten vorgelegt. Bei 30 Prozent wurde ein operationswürdiger Bandscheibenvorfall mit Spinalkanalstenose (extreme Verengung des Nervenkanals) diagnostiziert mit der Empfehlung zur sofortigen Operation. Doch dann klärten die Studienleiter auf: Bei allen Bildern handelte es sich um Aufnahmen völlig beschwerdefreier Sportstudenten! Es ist eben nicht alles so einfach, und Medizin ist kein binäres IT-System mit 0 und 1, sie ist keine Wissenschaft, bei der es nur eine einzige Behandlungsmöglichkeit gibt.

Das Zwiebelprinzip

Ich habe Patienten, die ich schon seit Jahren kenne, mit denen ich wegen verschiedener psychosomatischer Symptome schon intensiv zusammengearbeitet habe. Sie haben vielleicht auch eine Psychotherapie gemacht, ihre Symptome, deren Ursprung wir erarbeitet haben, sind verschwunden. Und dann kommen sie plötzlich ein paar Jahre später mit einem ähnlichen Symptom wieder und fragen natürlich: »Wieso jetzt wieder? Das war doch alles schon verarbeitet.« So seltsam das klingen mag, meine Erfahrung zeigt mir, dass da noch etwas verborgen war, für dessen Bearbeitung ihre Seele nur bisher nicht bereit war, jetzt aber offensichtlich in der Lage ist, das nächste Thema anzugehen. Eine Patientin von mir versuchte es auf mein Anraten mit einer Kunsttherapie. Dort kamen ihr plötzlich die Tränen, weil sie sich erinnerte, wie ihr Onkel ihr als kleines Mädchen im Riesenrad unter den Rock gegriffen hat. Für diese »Erkenntnis« wäre sie drei Jahre zuvor noch nicht bereit gewesen. Sie hätte sie nicht verkraftet. Ich vergleiche das mit einer Zwiebel. Man blättert die erste Schale ab, dann ist erst einmal Ruhe, dann kommt die nächste. Und so gelangt man irgendwann an den Kern. Erst wenn dieser gelöst ist, kann man frei leben.

Wenn die Psyche dich auf allen vieren kriechen lässt

Den genau umgekehrten Fall zu den Kernspinbildern ohne Schmerzen und gleichzeitig einen typischen Zwiebelfall stellt eine andere Patientin dar. Sie ist ehemalige Leistungssportlerin, geht heute einem sehr anstrengenden Beruf nach und litt, als sie zum ersten Mal zu mir kam, unter einer schweren Depression. Ich habe sie akupunktiert und sie parallel zu einem Psychotherapeuten geschickt, mit dem sie gut arbeiten konnte. Im Laufe der Jahre kam so nach und nach ihre Geschichte ans Licht: Sie ist bei ihrer Großmutter aufgewachsen, ihr Vater war starker Alkoholiker. Gerade Letzteres stärkt nicht gerade die eigene Substanz. Es gab noch ein paar andere Dinge, die ihr im wahrsten Sinn des Wortes »an die Nieren« gingen, und diese kamen – ein bisschen wie bei einer Zwiebel – Hülle für Hülle ans Licht. Aber die junge Frau lernte auch, auf sich aufzupassen, und so ging es ihr über lange Perioden gut, bis mal wieder eine neue Schale wegblätterte und sie ein wenig Hilfe benötigte. Insgesamt machte ich mir aber keine Sorgen um sie.

Doch dann rief sie mich eines Tages, kurz nach Weihnachten, an und bat um einen Hausbesuch. Sie hatte so heftige Rückenschmerzen, dass sie auf allen vieren krabbeln musste. Es zog vom Nacken in den Rücken, und sie konnte vor Schmerzen natürlich auch kaum schlafen. Aber es gab keine objektivierbaren Befunde, alle Röntgen- und Kernspinbefunde waren negativ. Ihr Orthopäde konnte nicht helfen. Ich habe sie zwar akupunktiert und das tat ihr auch ganz gut – zumindest konnte sie wieder besser schlafen, weil die Schmerzen reduziert waren –, nur war mir klar, dass der Kern ihrer Leiden viel tiefer lag und ich ihn mit meinen Nadeln nur vorübergehend vertreiben konnte. Dann kamen die unerträglichen Schmerzen wieder, und die damit verbundene Schlaflosigkeit rieb sie auf. Also habe ich sie, natürlich mit ihrem Einverständnis und in Absprache mit ihrem Psychotherapeuten, in eine psychosomatische Klinik überwiesen. Ein paar Wochen später telefonierte ich mit ihr, um zu erfahren, wie es ihr gehe, und die Antwort war: »Super, die Schmerzen sind völlig verschwunden.« Was war passiert?

Sie hatte über Weihnachten ihren Vater besucht, der, vor allem aufgrund seiner langjährigen Alkoholsucht, mittlerweile Leberzirrhose und Leberkrebs hatte. Kurz vor Weihnachten hatten ihm seine Ärzte mitgeteilt, dass er keine Leber transplantiert bekäme, damit also quasi sein Todesurteil ausgesprochen. Das ohnehin schwierige Vater-Tochter-Verhältnis wurde dadurch nicht leichter. Als meine Patientin nach Weihnachten wieder bei sich zu Hause war, fingen die Rückenschmerzen an. In der Klinik nahm sie dann an einer Gruppentherapie teil. Als sie dort ihre Geschichte erzählte, erklärte ihr der Therapeut: »Für mich ist das klar. Sie übernehmen die Trauer für Ihren Vater. Lassen Sie das mal und machen Sie Ihr eigenes Ding.« Diese »Unterstellung« machte sie zunächst total wütend, sie leugnete es vehement und verließ wütend die Sitzung. Zurück auf ihrem Zimmer, ließ sie es dann aber doch zu, über seine Worte nachzudenken. Schließlich suchte sie auf den Rat des Therapeuten hin wenig später ein echtes Gespräch mit ihrem Vater – was sie noch nie vorher getan hatte – und war anschließend tatsächlich in der Lage, die Situation für sich zu ordnen. Schon am nächsten Morgen war sie schmerzfrei. Es sind genau solche Fälle, die zeigen, wie faszinierend Körper, Seele und Geist zusammenhängen. Der Körper äußert ein Symptom, die Rückenschmerzen, aber erst wenn der Geist sich für die Möglichkeit öffnet, die Ursache auch im Nichtkörperlichen zu suchen, kann die Seele heilen und lässt den Körper wieder in Ruhe.

Akutes oder tief sitzendes Trauma

Einen tief sitzenden Konflikt bemerke ich zum Beispiel, wenn ich Patienten akupunktiere, deren Beschwerden danach für ein oder zwei Tage verschwinden, anschließend aber wieder in derselben Intensität zurückkehren. Mit Akupunktur kann ich in diesem Fall nur kurzfristig Blockaden lösen oder Energie bewegen.

Dafür ein Beispiel: Ich hatte eine Patientin, die in einer sehr guten Partnerschaft lebte, ein Kind hatte und noch nie ein psychosomatisches Symptom aufwies. Plötzlich kam sie mit einem extrem schmerzhaften Hexenschuss zu mir in die Praxis. Also habe ich sie gefragt, ob irgendetwas in ihrem Leben passiert sei. Sie antwortete mir zwar: »Nein, eigentlich gar nicht«, doch kaum hatte ich sie genadelt, flossen Tränen. Also habe ich nochmals nachgefragt, ob ganz sicher alles in Ordnung sei, und da fiel es ihr wieder ein: Sie hatte ein kürzlich erfahrenes traumatisches Erlebnis nicht mit ihrem Leben verbunden, weil dabei »eigentlich eine andere Person wirklich betroffen war«: Meine Patientin war Zeugin eines Unfalls, bei dem eine Radfahrerin von einem Lkw überrollt wurde. Sie hatte noch versucht, die Frau wiederzubeleben, doch diese starb ihr buchstäblich unter den Händen weg. Auslöser für den Hexenschuss war also ein ganz klares Trauma, das eine Blockade verursacht hatte, die ich durch die Akupunktur zunächst lösen konnte. Der Schmerz war akut verschwunden. Ich habe die Patientin aber auch noch zum Traumatherapeuten überwiesen.

Andererseits kommen Patienten zu mir, die über Schlafstörungen klagen. Ich nadle sie, und sie schlafen ein oder zwei Nächte deutlich besser. Dann geht wieder gar nichts.

Das schnelle Wiederkehren der Beschwerden zeigt mir, dass ich wahrscheinlich nicht an den wahren Kern der Ursache herangekommen bin. Natürlich kann es auch einmal sein, dass der Erfolg beim ersten Mal Akupunktur nur kurzfristig ist. Doch wenn das Symptom mehrmals nach so kurzer Zeit wiederkommt, ist das seltsam. Das ist, als ob in der Tiefe ein Störfeld sitzt. Ich kann dann zwar mit den Nadeln eine akute Besserung bewirken, aber keine Heilung erreichen. Wenn also nach etwa drei Akupunktursitzungen (das kommt ein bisschen auf die spezifische Beschwerde an) keine nachhaltige Verbesserung eintritt, suche ich im Gespräch nach tief sitzenden Konflikten. Und erstaunlich oft tauchen dann unter Tränen frühere Verluste oder Traumata auf.

Sich vor Angst in die Hosen machen

Wenn ein kleines Kind sich vor Angst oder auch einfach, wenn es nervös ist, mal in die Hosen macht, dann ist das nicht weiter besorgniserregend. Und auch als Erwachsener kennt man das Phänomen, vor wichtigen Situationen oder Prüfungen Harndrang zu verspüren. Als aber eine Patientin, Ende 30 und Unternehmensberaterin, zu mir kam und eine Überweisung zum Urologen wollte, weil sie sich mehrmals während Meetings in die Hose gemacht hatte, war mir sofort klar: Das ist kein Fall für den Urologen. Es ist eine Stressreaktion, die Behandlung braucht. Und so war es auch, ohne auf die Details weiter einzugehen.

Ein anderer Patient: Beruflich sehr erfolgreich, 50 Jahre alt. Er hatte jedes Jahr irgendein psychosomatisches Leiden, das ich mit Akupunktur lindern konnte. Irgendwann erzählte er mir aber, seine Mutter sei vor einiger Zeit an Alzheimer erkrankt. Als er die Diagnose erfuhr, beschloss er, sofort zu ihr zu fahren. Dann, bei seiner Ankunft auf dem Hamburger Flughafen, machte er sich in die Hosen, absolut aus dem Nichts. Er war völlig fassungslos, wie ihm das passieren konnte. Ich hatte schon zuvor versucht, ein wenig nachzubohren, woran seine diversen Leiden liegen könnten, aber nach diesem Vorfall fragte ich noch energischer nach. Da kam seine Geschichte ans Tageslicht: Die Mutter hatte ihren Sohn über Jahre immer mit ins Ehebett genommen und den Vater dafür rausgeschmissen. Es war wohl nie zu einer Penetration gekommen, aber sicherlich zu sexuellen Handlungen. Er selbst hatte das total verdrängt. Bis zu der Situation, in der er nach Hause kam – um sich um die kranke Mutter zu kümmern – und er sich schon am Flughafen vor Angst in die Hosen machte, als 50-jähriger, sehr erfolgreicher Mann! Dieser Patient ging dann in stationäre Psychotherapie, hat sein Leben radikal geändert und hatte seitdem nie wieder ein ähnliches Erlebnis.

Die Weigerung, sich mit sich selbst zu beschäftigen

Nicht immer erreiche ich allerdings den Verstand meiner Patienten: ein 35-jähriger, sehr selbstbewusster, erfolgreicher Headhunter. Obwohl er früher hobbymäßiger Extremsportler war – das sind die Jungs, die meistens gerne mal über ihre Grenzen gehen –, hatte er seit fünf Jahren überhaupt keinen Sport mehr gemacht. Er hatte ja »keine Zeit«. Zu mir kam er mit einer ganzen Liste von unterschiedlichsten Beschwerden. Dank eifrigem Googeln vorab befürchtete er nun sehr ernsthaft, an multipler Sklerose zu leiden. Ausgehend von dem, was er mir schilderte, hielt ich diesen Befund für äußerst fraglich beziehungsweise ausgeschlossen. Dafür war es sehr deutlich, dass er unter Strom stand. Nachdem ich ihm zugehört hatte, begann ich, ihm wie üblich meine Geschichte zu erzählen und zu erläutern, wie ich bei ihm warum vorgehen wollte – und merkte, dass er sichtlich nervös wurde. Das wollte er alles nicht hören, denn, wie er mir dann sagte, im Grunde wollte er nur eine Überweisung zur Kernspintomografie, um »das« abzuklären. Ich versuchte ihm zu erklären, dass ich eigentlich mit meinen Patienten lieber erst einmal versuche herauszufinden, wo sie stehen. Doch er ließ sich nicht davon abbringen, einen Kernspin machen zu wollen, und wiederholte immer nur: »Ich brauche eine Absicherung, jetzt.«

Was mich daran so geärgert hat? Wie schon erwähnt, glauben viele Menschen, Medizin sei eine absolut exakte Wissenschaft. Aber so funktioniert es eben nicht. Meistens muss man gemeinsam an der »Ursachenforschung« und an Lösungswegen arbeiten. Ich spreche mit meinen Patienten, und ich verwende auch gerne die Akupunktur zur – mindestens unterstützenden – Diagnostik. Aus der Reaktion auf bestimmte Akupunkturpunkte kann ich bestimmte Schlussfolgerungen ziehen (dazu mehr im Kapitel »Akupunktur – weil's funktioniert«, Seite 66). Wenn dann beispielsweise durch die Akupunktur die Symptome verschwinden, derentwegen die Patienten zu mir gekommen sind, braucht man keinen Kernspin mehr. Aber der gerade beschriebene Patient hat mich ein bisschen überfahren. Letztendlich hat er seine Kernspinüberweisung bekommen, er weiß jetzt, dass er keine MS hat, und ist beruhigt nach Hause gegangen. Seine Symptome werden aber nicht verschwunden sein. Und wenn dann noch neue dazukommen, dann wird er eine neue todbringende Erkrankung googeln und sich eine Überweisung zur Dickdarmspiegelung holen (gegen die prinzipiell zur Vorsorge natürlich nichts zu sagen ist). Was dieser Patient aber definitiv nicht will, ist, sich mit den Ursachen seiner Symptome zu beschäftigen und dadurch vielleicht nachhaltige Hilfe zu finden. So etwas beschäftigt mich. Nicht weil es mich persönlich kränkt, sondern weil diesem Menschen damit langfristig überhaupt nicht geholfen ist, denn die Symptome bleiben.

Die sprechende Medizin wird nicht bezahlt

Das Problem liegt aber viel weniger bei den sperrigen Patienten als bei unserem Gesundheitssystem, das es kaum zulässt, sich mit Psychosomatik zu beschäftigen. Ein Allgemeinarzt mit Kassenzulassung muss eigentlich bei jedem Patientengespräch eine Uhr mitlaufen lassen und den Patienten nach ein paar Minuten schnell mit einem Rezept oder einer Überweisung verabschieden, sonst verliert er schlicht und einfach Geld. So werden oft unnötige Untersuchungen gemacht oder Medikamente verschrieben, die die Krankenkasse bezahlt. Was natürlich völliger Unsinn ist. Im Grunde würde es bei vielen Patienten deutlich mehr helfen, eine halbe Stunde mit ihnen zu sprechen.

Deswegen sind Rückenschmerzen übrigens in Deutschland die teuerste Erkrankung – weil sie sehr oft nicht ganzheitlich behandelt werden. Die klassischen Behandlungen kosten die Volkswirtschaft etwa 23 Milliarden Euro im Jahr. Gleichzeitig weiß man aber mittlerweile, dass bei etwa einem Drittel der Rückenschmerzpatienten der Kopf beziehungsweise die Psyche Ursache der Schmerzen ist. Würde man also die Schmerzen ganzheitlich behandeln, könnte man ein Drittel dieser 23 Milliarden Euro einsparen. Und gleich noch ein paar Zahlen:

Jährlich werden in Deutschland laut Gesundheitsberichterstattung des Bundes aus dem Jahr 2016 rund 36 Milliarden Euro für Medikamente über die gesetzlichen Krankenkassen und 4 Milliarden über die privaten Krankenkassen, insgesamt also 40 Milliarden Euro ausgegeben. Mehrere Studien haben herausgefunden, dass davon zwischen mindestens 10 und bis zu 50 Prozent im Müll landen. Gleichzeitig betrugen die Gesamtkosten für die ambulante hausärztliche Versorgung 2016 etwa 12 Milliarden Euro. Würde man nun das Geld für diese Medikamente, die im Müll landen (mindestens vier bis zu 20 Milliarden Euro), in die hausärztliche Versorgung und damit in die sprechende Medizin investieren, hätten die Hausärzte deutlich mehr Zeit für ihre Patienten. Und da soll noch einer sagen, es gebe kein Geld für die sprechende Medizin!

Bei all diesen Überlegungen sollte man vor allem bedenken, dass psychosomatische Medizin keineswegs nur Wohlstandszipperlein betrifft, sondern viele ernsthafte Leiden, die das Leben des Patienten schwerwiegend und nachhaltig belasten.

Kann man an psychosomatischen Krankheiten sterben?

Unter ganz gewissen Umständen kann man an Symptomen, die durch psychische Ursachen entstanden sind, sogar sterben. Es muss jedoch gar nicht um tödliche Erkrankungen gehen. Selbst wenn jemand »nur« Rückenschmerzen oder Kopfschmerzen hat oder nicht schläft, kann das sein Leben sehr empfindlich beeinflussen.

Ich habe allerdings einen sehr persönlichen Fall erlebt, der beinahe tödlich geendet hätte. Ein guter Bekannter, früher im gehobenen Management einer Weltfirma, ist 60 Jahre alt. Ich kenne ihn schon seit über zehn Jahren, und er hatte in dieser Zeit immer mal wieder seltsame Rückenschmerzen mit Nervenlähmungen im Bein. Eine Ursache dafür konnte ich allerdings nicht finden und auch verschiedene Neurologen, an die ich ihn überwiesen hatte, konnten keinen Befund feststellen. Bei seinem regelmäßigen Check-up in meiner Praxis lagen außer leichten, für sein Alter bei Weitem nicht bedrohlichen Gefäßverengungen keine Risikofaktoren für Herzinfarkt oder Schlaganfall vor. Da waren nur diese Schmerzen. Doch plötzlich rief mich seine Frau an und sagte mir, er liege mit einem Herzinfarkt im Klinikum Rechts der Isar. Ich war völlig überrascht und habe mich natürlich gefragt, was ich übersehen hatte.

Ich überprüfte alle Befunde noch einmal, aber da war nichts. Seine Arterienverkalkungen waren tatsächlich innerhalb von kürzester Zeit so stark geworden, dass sie zum Herzinfarkt geführt hatten. Keiner der beteiligten Ärzte konnte das verstehen.

Nach der Entlassung aus der kardiologischen Reha diskutierten wir seinen ungewöhnlichen Krankheitsverlauf, und ich äußerte mein völliges Unverständnis bezüglich der Entwicklung seiner Arterienverkalkungen. Mit Blick auf seine bisherigen Befunde bohrte ich ein wenig nach, und letztlich erzählte er mir seine Geschichte: Er kam aus der ehemaligen DDR und hatte mit 18 Jahren versucht, über die Mauer zu fliehen, wurde erwischt und von der Stasi zwei Jahre ins Gefängnis gesperrt. Darüber hat er nie gesprochen. Seit seiner Psychotherapie macht er bei einem Zeitzeugen-Projekt in Schulen mit und hat auch ein Buch geschrieben. Damit befreite er sich von seinem Trauma, von der damaligen

Ungerechtigkeit, die er 40 Jahre lang so in sich hineingefressen hat, dass es tatsächlich zu einer todbringenden Krankheit führte, davon bin ich überzeugt. Aber das ist natürlich überhaupt nicht wissenschaftlich beweisbar.

Der Zusammenhang von Psyche und Herzinfarktrisiko wird mittlerweile auch in der Schulmedizin anerkannt. Experten schätzen, dass bei vier von fünf Herzinfarktpatienten die Psyche mit ausschlaggebend für die Symptome ist. Das Risiko für einen Infarkt steigt zum Beispiel, wenn der Job einem viel abverlangt, aber nicht ausreichend entlohnt wird oder keinen Freiraum für eigene Ideen lässt. Oftmals blockiert das Herz aber erst, wenn sich Konflikte, Stressfaktoren oder Schicksalsschläge anhäufen. Die rein schulmedizinische Erklärung: Unter Stress schüttet der Körper die Hormone Cortisol und Adrenalin aus. Der Körper wird auf schnell durchführbare Aktion eingestellt. Das Herz pumpt schneller und mit größerem Druck. Das ist an sich nicht schädlich. Eine Dauerbelastung kann jedoch zu chronischem Bluthochdruck führen, der wiederum eine Arterienverkalkung verursachen kann, die relativ häufig zu Herzinfarkt führt. Doch ist die Psyche in der Regel nicht die alleinige Ursache. Falsche Ernährung, Übergewicht und Rauchen sind ebenfalls Risikofaktoren. Komisch nur, dass bei meinem Patienten die letztgenannten Ursachen nicht zutrafen und er auch nicht an chronischem Bluthochdruck litt, dafür aber ein erlittenes Trauma nicht verarbeitet hatte. Ich habe es schon mehrfach betont: Es gibt eben auch in der Schulmedizin immer auch ein »vielleicht« oder »könnte«.

Der Placeboeffekt und die Bedeutung wissenschaftlicher Nachweise

Placebos sind besser als ihr Ruf. Ich finde sie großartig. Sie wirken, kosten wenig und haben meist keine Nebenwirkungen. Und der Placeboeffekt zeigt auch sehr gut die enge Beziehung zwischen Körper und Geist. Die meisten kennen den Begriff »Placebo« aus dem Arzneimittelbereich. Dort bezeichnet ein Placebo ein Scheinarzneimittel, das keinen pharmakologischen Wirkstoff enthält, also keine entsprechende Wirkung haben dürfte. Doch Placebos werden unterschätzt.

Jahrhundertelang vertrat man den Dualismus, wir bestünden aus zwei Arten von Substanzen: einer materiellen, einer Maschine ähnlichen, dem Körper, und einer immateriellen, dem denkenden Geist. Dazu passt es aber nicht, dass sich, wie eben beispielsweise bei der Einnahme eines Placebos, der körperliche Zustand eines Patienten in einer großen Anzahl von Fällen verbessert. Mittlerweile wissen wir, dass Placeboeffekte den Körper tatsächlich verändern. Der Gedanke »Dieses Kügelchen wird mir helfen« wirkt sich auf die Hirnanhangsdrüse aus, die mit der Freisetzung körpereigener Opiate mit schmerzlindernder Wirkung reagiert. Eine Studie mit Reizdarmpatienten hat kürzlich gezeigt, dass Patienten sogar in 42 Prozent der Fälle eine deutliche Verbesserung ihrer Beschwerden erfahren, wenn sie wissen, dass sie nur ein Placebo verabreicht bekommen. Können also Gedanken den Körper beeinflussen?

Scheinoperation mit verblüffendem Effekt

Mittlerweile ist der Placeboeffekt sogar bei Operationen nachgewiesen. Es gibt eine Studie der Dukes-Universität in Houston zum Thema Sinn und Unsinn von Kniegelenksspiegelungen. Patienten mit Knieschmerzen wurden per Zufallsgenerator in zwei Gruppen aufgeteilt. Die eine Gruppe erhielt die klassische Kniegelenksspiegelung: Bei diesem minimalinvasiven Eingriff entfernt man ausgefranste Kniemenisken. Die zweite Gruppe wurde zur OP-Vorbereitung auf den OP-Tisch gelegt, der Kniebereich wurde optisch abgetrennt, steril abgewaschen und lokal betäubt. Dann wurde eine CD aufgelegt, die die üblichen Geräusche einer Kniegelenksspiegelung wiedergab. Die Operateure hinterließen lediglich einen kleinen Einschnitt in der Haut und klebten ein Pflaster darauf. Sonst unternahmen sie nichts. Bei der Entlassung bekamen diese Patienten einen Videofilm, auf dem eine an einer anderen Person durchgeführte Kniegelenksspiegelung zu sehen war. Dazu wurde ihnen mitgeteilt, der Eingriff sei super verlaufen. Nach einem gewissen Beobachtungszeitraum wurden beide Patientengruppen nach ihrem Gefühl der Beschwerdebesserung gefragt und die Aussagen in beiden Gruppen, sowohl der mit den tatsächlich operierten Patienten als auch der mit den Scheinoperationen, war gleich.

Um kein Missverständnis aufkommen zu lassen: Diese Studie zeigt nicht, dass eine Operation oder eine Behandlung mit entsprechenden Medikamenten wirkungslos wäre, sie belegt aber die enorme Wirkung des sogenannten Placeboeffekts. Für die Patienten kann in vielen Fällen offensichtlich alleine das Gefühl, dass ihnen geholfen wurde, zu einer Verbesserung des psychischen oder physischen Zustandes führen.

Ohne Nachweis bleibt vieles eine Anekdote

Es gibt immer noch viele Mediziner, Wissenschaftler und Laien, die argwöhnen, einen ganzheitlichen Ansatz in der Medizin könne man nicht untersuchen. Dabei wird leider denen in die Hände gespielt, die sich ganz bewusst nicht auf wissenschaftliche Nachweisbarkeit berufen möchten. Es reicht aber nicht zu sagen, man erlebe den Effekt jeden Tag oder man habe Erfahrung mit dieser oder jener Methode. Wenn die Wirkung einer Therapie nicht durch eine gute Studie mit vielen Probanden nachgewiesen wird, bleiben alle Heilerfolge alternativer Medizin Anekdoten und wertlos. Es gibt viele Fälle, in denen es nur so aussieht, als wirke eine bestimmte Therapie. Viele Krankheiten heilen spontan und ganz von alleine, egal ob ein Arzt oder Heilpraktiker etwas dagegen unternimmt – manchmal sogar, obwohl ein Arzt etwas unternimmt. Das nenne ich auch gerne »aggressives Abwarten«. Eine Erkältung beispielsweise, auch wenn sie mit Fieber verbunden ist und für den Patienten sehr unangenehm, ist eben, wie schon der Volksmund sagt, mit Medikamenten nach sieben Tagen und ohne Medikamente nach einer Woche verschwunden – wenn sich der Patient Ruhe gönnt. Man muss nicht immer zur Behandlungskeule greifen, sondern manchmal dem Körper nur Zeit lassen, sich selbst zu heilen.

Studien müssen qualitativ sein, das heißt mit vielen Probanden durchgeführt werden, am besten randomisiert, was bedeutet, dass zufällig ausgewählte Patienten in zwei Gruppen aufgeteilt werden. Die eine Gruppe wird beispielsweise mit Placebos behandelt oder Scheinoperationen unterzogen, die andere mit Medikamenten oder operativen Eingriffen. Im Fall von Medikationen sollten die Studien zusätzlich doppelblind durchgeführt werden, weder der verschreibende Arzt noch der Patient weiß also, ob Placebos oder Medikamente eingesetzt werden.

Interessanterweise hat übrigens bisher noch keine einzige Studie gezeigt, dass Homöopathie wirkt. Das jeder Homöopathietherapie vorausgehende einstündige Gespräch, das sicherlich eine Auswirkung auf die Psyche hat, kann man nun mal nicht doppelblind testen.

Hierzu noch eine Anekdote: 1993 wurde der deutsche Arzt Edzard Ernst, ein großer Anhänger der Homöopathie, der erste Inhaber eines Lehrstuhls für komplementäre Medizin an der Peninsula School of Medicine in Südengland. Er sollte und wollte die Wirksamkeit der Homöopathie und anderer Heilmethoden untersuchen, konnte aber in vielen Studien mit großer finanzieller Unterstützung keinen Beleg für deren Wirksamkeit finden und gilt heute als der größte Kritiker der Homöopathie. Von ihm stammt der Satz: »Wer heute noch behauptet, dass Homöopathie wirkt, ist ein Lügner.« Ich möchte hier aber gar nicht die Homöopathie verteufeln. Wie viele Eltern habe ich bei meinen Kindern eine erstaunliche Wirkung erlebt. Vielleicht liegt die teils wundervolle Wirkung dann aber auch daran, dass man das weinende oder still leidende Kind zunächst liebevoll auf den Schoß setzt, genau untersucht, dann an die Schublade geht, ein bestimmtes Fläschchen öffnet und dem Kind sanft drei Kügelchen unter die Zunge legt … Dennoch bin ich persönlich der Meinung, dass sich jede therapeutische Methode einem wissenschaftlichen Nachweis unterziehen lassen sollte.

Hat nicht, wer heilt, auch recht?

Jetzt wird es noch etwas komplizierter, denn ich sage selbst oft: »Wer heilt, hat recht.« Das trifft auf den Einzelfall auch sicher zu. Manchmal erkläre ich meinen Patienten also etwas provozierend, dass man auch der Schulmedizin nicht alles glauben sollte. Denn ich erlebe als Therapeut, aber auch als Patient manchmal Dinge, die sich vielleicht nicht im Korsett einer Studie nachvollziehen lassen. Die Wahrheit liegt meiner Meinung nach, wie so oft, in der Mitte. Man kann die sogenannten BIOS nicht aus den Studien herausrechnen. Dazu gehören: der persönliche Hintergrund des Patienten, der Arzt als Droge (siehe auch »Die Wahl des richtigen Helfers«), die Offenheit des Patienten und einige weitere Faktoren. Das heißt, ich kann einem bestimmten Patienten, der mir vertraut, ein Medikament geben, das als Medikament überhaupt keine Wirkung erzielt, und trotzdem hilft es – nur deshalb, weil ich es war, der es ihm in die Hand gedrückt hat. Vertraut er mir nicht, hilft es auch nicht.

Wenn ich einem Patienten sage, er solle bestimmte Rituale in sein Leben einbauen und sich auf eine bestimmte Art und Weise ernähren, und es geht ihm dann damit besser, dann ist ihm geholfen. Vielleicht, weil er mir vertraut hat, vielleicht, weil er die Rituale gebraucht hat, vielleicht, weil die Ernährungsumstellung gewirkt hat, vielleicht aus irgendeinem anderen Grund. Das heißt aber noch lange nicht, dass diese Rituale, diese Ernährungsumstellung jedem mit denselben Symptomen helfen werden. »Wer heilt, hat recht« trifft dann zwar für diesen einen Fall zu. Aber selbst wenn sich die Einzelfälle häufen, liegt noch kein wissenschaftlicher Nachweis vor. Deswegen begrüße ich Projekte wie beispielsweise die Charité-Hochschulambulanz für Naturheilkunde in Berlin, in der Studien zur Wirksamkeit von alternativen Heilmethoden endlich auf eine wissenschaftliche Basis gestellt werden. Und deswegen berufe ich mich in diesem Buch auch auf Studien. Denn es ist zwar ungeheuer wichtig, auf seinen eigenen gesunden Menschenverstand zu hören, aber es ist auch wichtig, Heilmethoden immer wieder wissenschaftlich zu hinterfragen.

Psychosomatik und TCM in meiner Praxis

- Etwa 80 Prozent der Beschwerden meiner Patienten sind psychosomatisch. Es sind also körperliche Beschwerden, die keine körperlichen, sondern psychische Ursachen haben.
- Psychosomatik wird hierzulande von den Patienten oft noch mit »geistig krank« oder »verrückt« gleichgesetzt oder mit den Worten »Ach, wenn es nur psychisch ist« abgetan und daher ignoriert oder nicht ernst genommen. Sie können aber genau wie körperliche Ursachen zu chronischem Schmerz oder sogar zum Tod führen, wenn sie nicht behandelt werden.
- Der Zusammenhang zwischen Körper und Psyche ist unbestritten wissenschaftlich nachgewiesen. Mittlerweile wird er zum Beispiel sogar bei chronischen Rückenschmerzen von Orthopäden anerkannt.
- Im Gegenzug zeigen Studien, in denen beispielsweise Kernspinaufnahmen ausgewertet wurden, dass dort als operationswürdig festgestellte Befunde zu keinerlei Beschwerden bei den betroffenen Patienten geführt hatten.
- Ebenso gibt es zahlreiche Studien, die sich mit der Wirksamkeit von Placebos, also Medikamenten beschäftigten, die keinerlei Wirkstoffe enthalten und dennoch zu einer signifikanten Verbesserung des Gesundheitszustandes führen.
- Medizin ist kein binäres System bestehend aus 0 und 1 oder wahr und falsch. Es ist keine Wissenschaft, bei der es nur eine einzige Behandlungsmöglichkeit gibt.
- Arzt und Patient müssen sich gemeinsam auf »Ursachenforschung« begeben, die den ganzen Menschen, seinen Körper,

seinen Geist und seine Seele und damit seine Lebensführung und -umstände mit einbeziehen.

- Nach der Traditionellen Chinesischen Medizin ist Gesundheit ein Zustand, in dem sich die dynamische Lebensenergie, das Chi, in einem Gleichgewicht befindet. Krankheit bedeutet danach, einfach gesagt, ein Ungleichgewicht des Chis.
- Chi-Mangel, vereinfacht ausgedrückt Energiemangel, ist entweder schon angeboren, entsteht, wenn zu viel Energie verbraucht wird (»Burn-out«), keine neue Energie gewonnen werden kann (»schlechte Ernährung«, »zu wenig Ausgleich«) oder sie nicht fließen kann (»Stress«).
- TCM ist nicht eine Medizin der Laborparameter, sondern eine der Genetik, der Umweltfaktoren, der individuellen Erfahrungen und Beziehungen, der Ernährung und der Bewegung, die alle direkten Einfluss auf die Gesundheit des Menschen haben.
- Aus diesen Gründen eignet sich die TCM für mich hervorragend als Erklärungsmodell für viele psychosomatische Beschwerden meiner Patienten. Mit ihr lassen sich die Zusammenhänge von Lebensführung und -umständen mit körperlichen Symptomen anschaulich und nachvollziehbar erklären, zum Beispiel »Das Schicksal bricht dir das Kreuz!«.
- Traditionelle Chinesische Medizin ist psychosomatische Medizin!

Akupunktur – weil's funktioniert

Meine erste eigene Akupunkturerfahrung habe ich schon geschildert. Nachdem ich damals meinen Tinnitus dank der Akupunktur losgeworden war – an die ich wohlgemerkt zuvor nicht geglaubt hatte –, begann ich mich intensiver mit diesem Thema zu beschäftigen. Und als mein Entschluss feststand, Allgemeinmediziner zu werden, war für mich auch klar, dass ich Akupunktur unbedingt in meine Behandlungsmethoden aufnehmen wollte.

Meine erste Niederlassung als junger Arzt war in einer Gemeinschaftskassenarztpraxis im Münchner Stadtteil Hasenbergl. Ich war damals noch Akupunkturanfänger und traf daher mit einigen Patienten die Abmachung: »Ich lerne es noch – dafür müssen Sie nichts zahlen.« So gab es immer fünf bis zehn Personen, die ich kostenfrei in der Mittagspause akupunktierte. Das war der Beginn einer großen Leidenschaft. Denn was mich an der Akupunktur von Anfang an fasziniert hatte, sah ich jetzt auch in der eigenen Praxis: Sie funktionierte. Und sicher begeistert mich auch ein wenig der chirurgische Aspekt, das Körperliche, das Schnelle. Das übliche Prozedere, einen Befund zu entwickeln, Tabletten zu geben und zwei Wochen später mal nachzufragen »Wie geht's?«, das war nicht meins. Ich war und bin eher ungeduldig und bei der Akupunktur passiert immer relativ schnell etwas.

Der schönste Beweis, ganz ungeplant

Meine ersten Patienten in der Praxis im Hasenbergl waren insofern ideal, als bei ihnen gar nicht erst der Verdacht aufkommen konnte, man arbeite mit Menschen, die besonders esoterisch abgehoben seien und an die Wirkung glauben wollten. Ein sehr überzeugendes Beispiel aus dieser Zeit: Eines Vormittags kam ein kroatischer Kfz-Mechaniker zu mir in die Sprechstunde. Er sprach nur wenig Deutsch und hatte an diesem Tag ohnehin ganz wortwörtlich keine Luft für lange Abklärungsgespräche, denn er litt an einem massiven Asthmaanfall. Sein Atem ging nur noch pfeifend, und er fing bereits an, blau anzulaufen. Ich bat also die Sprechstundenhilfe, schon einmal eine Cortisonspritze aufzuziehen, da es sich hier ganz offensichtlich um einen Notfall handelte. Spritze und Cortison mussten aus einem anderen Raum geholt werden, also hatte ich mit dem Patienten ein paar Minuten zu überbrücken. Kurz entschlossen setzte ich ihm einfach eine Nadel in den Lungenpunkt auf dem Brustbein, dem Einschaltpunkt des Lungenmeridians. Als die Sprechstundenhilfe etwa drei Minuten später zurückkam, atmete der Patient wieder ganz normal. Wir konnten es alle drei nicht glauben. Dieser Mann kam dann noch ein paarmal zur Akupunktur, und sein Asthma wurde deutlich besser.

Was eigentlich ist Akupunktur?

In den Vorstellungen der Traditionellen Chinesischen Medizin, zu der die Akupunktur gehört, fließt im Körper Energie in einem Kanalsystem aus miteinander verbundenen netzförmigen Leitbahnen, sogenannten Meridianen. Diese Energie, im Chinesischen das Chi, ist nicht stofflich. Man könnte daher die Energieleitbahnen mit magnetischen oder elektromagnetischen Feldern vergleichen. Über diese Leitbahnen verlaufen energetische Prozesse. Nun gibt es aber bestimmte Punkte, an denen es möglich ist, von außen in diesen Energiefluss einzutreten und damit Blockaden zu lösen, Energie aufzufüllen oder abzuleiten. Das sind die Akupunkturpunkte. Es ist das Wissen des Akupunkteurs über die Lage der Punkte sowie seine Erfahrung und sein Gespür, die ihn die jeweils richtigen Punkte treffen lassen. Wenn man dieses Gespür entwickelt hat, dann bleibt man, so seltsam das auch klingen mag, förmlich an den richtigen Punkten hängen, während man vorsichtig über die ungefähre Stelle fühlt. Man hat keine Ahnung, wie das funktioniert. Es gibt keine tatsächlich vorhandenen Leitbahnen und Punkte. Aber man weiß seit 1976 durch entsprechende Studien, dass man durch die Aktivierung bestimmter Punkte zum Beispiel Morphiumrezeptoren aktiviert, durch die Schmerzen gelindert werden.

Es gibt prinzipiell zwei Möglichkeiten zu akupunktieren. Bei der einen geht es um das Aufbauen von Energien – da darf der Patient das Einstechen kaum spüren. Bei der anderen geht es um das Ableiten, das Bewegen von Energien. Diese Punkte schmerzen normalerweise ziemlich heftig, wenn man die Nadel bewegt. Dabei spürt man den reinen Einstich eigentlich nie – wenn der Akupunkteur genügend Erfahrung hat –, denn die Akupunkturnadeln sind so dünn, dass man sie mit bloßem Auge kaum sieht. Zur Energiebewegung aber dreht man die Nadeln nach dem Einstich. Und das spürt der Patient deutlich.

Nur bei der Ohrakupunktur verursacht bereits der Einstich einen kleinen Schmerz. Das Ohr ist allerdings ohnehin ein ganz besonderer Ort, denn hier liegen die einzelnen Punkte nur Bruchteile von Millimetern auseinander. Außerdem stellt das Ohr ein eigenes Mikrosystem dar, ähnlich wie die Handakupunktur oder die Schädelakupunktur. Aber dies nur am Rande.

Der Embryo im Ohr

Bei der Ohrakupunktur liegt unter anderem der menschliche Körper wie ein Embryo auf dem Kopf liegend in der Ohrmuschel. Bestimmte Falten kann man hier exakt einzelnen Körperbereichen zuordnen. Mit Patienten, die besonders skeptisch sind, mache ich oft ein Spiel: Die Patienten haben Schmerzen, sagen mir aber nicht, wo diese liegen. Anhand des Abtastens mit einer Nadel, beispielsweise entlang der Wirbelsäulenpunkte an der Ohrmuschel, kann ich durch die Schmerzreaktion den Ort des Schmerzes am Körper des Patienten zuordnen – was doch meist große Verblüffung auslöst. Was ich persönlich an der Ohrakupunktur allerdings nicht so mag, ist, dass sie die Mithilfe des Patienten erfordert. Der

Patient muss mich durch sein Schmerzempfinden an den richtigen Punkt am Ohr hinleiten. Bei der Körperakupunktur finde ich diese Punkte ohne Mithilfe des Patienten.

Andererseits gibt es am Ohr auch sogenannte psychotope Punkte, die ich gerne steche, weil sie eine erstaunliche psychische Wirkung haben, beispielsweise bei der Raucherentwöhnung, bei Depression oder im Fall von »Antiaggressionspunkten« wie dem »Punkt der Begierde«.

Akupunktur hat jeder schon gemacht – ohne es zu wissen

Sie sitzen nach einem langen Arbeitstag im Stau, und langsam fängt so ein fieser Kopfschmerz an sich auszubreiten. Sie reiben sich vorsichtig ihre Schläfen. Und schon haben Sie Akupunktur gemacht und wissen es gar nicht. Genau genommen haben Sie eine Tuina-Massage an sich selbst durchgeführt. Das bedeutet, Sie haben ganz instinktiv versucht, Blockaden in Ihren Energiebahnen aufzulösen. Was mir an diesem Beispiel so gut gefällt: Es zeigt, dass es sich bei Akupunktur (oder auch Akupressur, bei der eben nur Druck ausgeübt und keine Nadel eingesetzt wird) nicht um ein theoretisches, künstliches Modell handelt, sondern um eine medizinische Methodik, die auf ganz pragmatischer Erfahrung aufgebaut, deren Wirkung aber inzwischen auch wissenschaftlich nachgewiesen ist.

Ein anderer Akupunkturpunkt wird übrigens auch ganz instinktiv von den meisten Menschen berührt: Sie stehen vor irgendeinem intellektuellen Problem, einer Entscheidung und suchen angestrengt nach einer Lösung. Ganz unbewusst reiben Sie den Ansatzpunkt Ihrer Nase zwischen Daumen und Zeigefinger. Das hat Ihnen bestimmt niemand beigebracht, aber Sie aktivieren gerade den »Punkt der Kreativität«, auch »Drittes Auge« genannt.

Die Studie, die beweisen sollte, dass Akupunktur nicht wirkt

Lustigerweise gibt es eine sehr berühmte Studie, die sogenannte GERAC-Studie, die von einer Krankenkasse eigentlich mit dem Ziel durchgeführt wurde zu beweisen, dass Akupunktur nicht wirkt (und man als Kasse also auch nicht dafür zahlen muss). Heute ist diese Studie allerdings eine der bekanntesten zur Belegung der Wirksamkeit von Akupunktur insbesondere in der Schmerztherapie. Man hat bei dieser Studie echte Akupunktur mit Scheinakupunktur (Nadeln werden einfach irgendwo gesetzt) und mit herkömmlicher orthopädischer und physiotherapeutischer Therapie verglichen. Die zu behandelnden Symptome waren Migräne, Knieschmerzen und Rückenschmerzen. Bei allen Symptomen, außer der Migräne, war die Akupunktur der Physiotherapie und der Orthopädie deutlich überlegen. Bei der Migräne war die echte Akupunktur der Scheinakupunktur zwar nicht eindeutig überlegen, beide aber effektiver als die herkömmlichen Therapien. Das führte leider zunächst dazu, dass zum Beispiel das Magazin »Spiegel« sinngemäß schrieb: »Egal, wohin man sticht, es bringt sowieso nichts.« Das ist aber die falsche Argumentation.

Selbst die Scheinakupunktur war in dieser Studie ja der Orthopädie überlegen. Man hätte also genau genommen auch schlussfolgern können: Orthopädie bringt überhaupt nichts. Dazu kommt, dass Migräne leider tatsächlich auch schon seit 2000 Jahren als Sonderfall bekannt ist, bei dem es wirklich egal ist, wohin man sticht. Warum das so ist, weiß keiner.

Aber die Akupunktur behauptet ja auch nicht, zu 100 Prozent unfehlbar zu sein. Es gibt zudem etwa zehn Prozent aller Patienten, die – weiß der Chinese warum – überhaupt nicht auf Akupunktur reagieren. Und es gibt Patienten, die zu mir kommen und schon »wirkungslose« Akupunkturerfahrung hinter sich, also bei früheren Akupunkturen keinerlei Wirkung verspürt haben, trotz mehrmaliger Sitzungen. Und plötzlich, bei mir, tut sich etwas. In manchen Fällen liegt es daran, dass beispielsweise ein Orthopäde Rückenschmerzen über den Rückenpunkt akupunktiert hat, obwohl die Schmerzen ihre Ursache eher in einem geschwächten Nieren-Chi, einem Energiemangel, hatten. Um das herauszufinden, ist ein längeres Gespräch notwendig. Denn es geht nicht nur darum, lokale Rückenpunkte zu stechen, sondern dem Patienten die Lebensenergie und damit seinen Rücken zu stärken. Es kann aber auch am Zusammenwirken von Akupunkturbehandlung und allgemeiner Ansprache des Patienten beziehungsweise einem bestehenden oder nicht bestehenden Vertrauensverhältnis liegen. Aus meiner Erfahrung als Arzt, aber auch als selbst Betroffener kann ich jedem nur empfehlen, es bei einem Akupunkteur, dem man vertraut (überhaupt ein wichtiges Kriterium für die Wahl seines Arztes), zu versuchen. Ich bleibe dabei, weil's eben fast immer doch funktioniert.

Es ist nicht egal, wohin man sticht

Erst vor Kurzem hatte ich einen eigenen Fall, der mir zu meiner unleugbaren Befriedigung einmal wieder gezeigt hat, dass es eben doch nicht egal ist, wohin man sticht: Eine Patientin kommt seit rund zehn Jahren zu mir, da sie an unregelmäßig auftauchenden leichteren Depressionsschüben verbunden mit Schlafmangel leidet. Ich steche dann ihre »Leber- und Antiaggressionspunkte«, was sie deutlich entspannt und beruhigt. An diesem Tag kam sie aber mit einem grippalen Infekt. Daher wollte ich dieses Mal versuchen, nur aufbauende Punkte zu nadeln. Da sie mich kannte und mir vertraute, sprach ich mit ihr nicht über diese »Planänderung«. Nach 20 Minuten kam ich ins Zimmer und fragte sie, wie es ihr gehe. Sie war sichtlich irritiert, weil sie zum ersten Mal so gar nicht »runtergekommen« war. Also habe ich ihr doch noch die Leberpunkte gestochen – und als ich ein paar Minuten später wieder zu ihr kam, war sie völlig ruhig und entspannt. Es ist eben doch ein ganz klarer Unterschied, wohin man sticht.

Kinderakupunktur

Dass Akupunktur auch dann wirkt, wenn der Patient nicht daran glaubt, es sich also nicht um einen reinen Placeboeffekt handeln kann, zeigt auch die Akupunktur von Kindern. Die mache ich zwar selten, aber ich habe doch zwei sehr schöne Beispiele:

Der Sohn eines meiner Patienten litt unter ständig wiederkommenden Mittelohrentzündungen. Wenn diese so häufig auftreten, empfiehlt man meistens ein für das Kind sehr unangenehmes Verfahren mit einem Tympanostomie-Röhrchen, auch Paukenröhrchen genannt, das ins Trommelfell eingesetzt wird. Dies wollten die Eltern gerne vermeiden und fragten mich, ob ich es zunächst einmal mit Akupunktur versuchen könne. Um den Kleinen nicht mit meiner Nadel zu erschrecken, malte ich erst einmal ein kleines Löwengesicht um den Akupunkturpunkt herum. Diesem Löwen stachen wir dann die Nadel ins Maul. Der kleine Junge saß brav etwa fünf Minuten mit der Nadel da und plötzlich rief er ganz begeistert: »Es hat »Plopp« gemacht!« Und er konnte auf dem Ohr wieder hören. Nach fünf oder sechs weiteren Sitzungen musste er nicht mehr operiert werden.

Im zweiten Fall kam ein Patient zu mir, den ich wegen seiner Migräne akupunktierte. Er hatte an diesem Tag seinen Sohn dabei, einen richtigen kleinen Auftreiber, der weder still sein noch sitzen bleiben konnte. Sein Vater, mit den Nerven am Ende, meinte irgendwann seufzend – aber doch eher im Scherz: »Haben Sie nicht auch für ihn eine Nadel?« Nun nadele ich Kinder im Allgemeinen nicht, weil ich versuche, sie von invasiven Methoden (wie Nadeln oder Blutabnehmen) weitgehend fernzuhalten. Es gibt aber eine Nadel, die von ihrer Wirkung her einem Dampfventil entspricht und schmerzlos ist. Ich hatte sie vorher noch nie bei einem Kind angewandt, was ich dem Vater auch erklärte. Wir stimmten aber überein, es bei seinem Sohn einmal auszuprobieren. Überredet haben wir den hyperaktiven Jungen mit dem Versprechen, er dürfe sich dann hinterher auch etwas kaufen – ich weiß, nicht sehr pädagogisch. Aber so hielt er wenigstens kurz still. Ich habe die Nadel gesteckt – und der Kleine ist eingeschlafen.

K(l)eine Wunder

Für Therapeuten und Ärzte, die sich intensiv mit Akupunktur beschäftigen, sind auch sehr erstaunliche Erfolge einer Akupunkturbehandlung keine »Wunder«, sondern in den meisten Fällen detailliert erklärbar. Bis in dieses Detail kann und will sich aber kaum ein Patient mit dem Thema beschäftigen. Wichtig für den Behandelten ist schließlich vor allem, dass die Behandlung hilft. Die Aufgabe des Arztes ist es dann, sich weiter mit den eventuellen Ursachen der einmal aufgetretenen Symptome zu beschäftigen, auch wenn sie zunächst durch die Akupunktur verschwunden sind. Darauf gehe ich auch im Kapitel »Fehler im System« etwas näher ein. Trotzdem kann ich nicht widerstehen, von ein paar typischen kleinen Erfolgen zu erzählen. Einfach um die Möglichkeiten der Akupunktur an ganz praktischen, realen Beispielen zu zeigen. Und wahrscheinlich auch ein bisschen, um meine Leidenschaft für dieses Thema ein wenig zu untermauern.

Die Frau, die wieder riechen konnte

Einer meiner Freunde hatte eine Bekannte aus Ägypten zu Besuch, die, kaum hier angekommen, von einem heftigen Migräneanfall überfallen worden war. Also kam er mit ihr zu mir in die Praxis. Ich nadelte sie, die Kopfschmerzen wurden deutlich besser. Als sie von der Behandlungsliege aufstand, rief sie aber auch ganz erstaunt aus: »Ich kann wieder riechen!« Dann erzählte sie mir ihre Geschichte: Sie wuchs in einem kleinen ägyptischen Dorf auf. Eines Tages ereignete sich dort vor ihren Augen ein schrecklicher Unfall. Eine Gasflasche explodierte, und ein Mensch kam dabei ums Leben. Obwohl sie selbst nicht verletzt wurde, konnte sie von diesem Tag an nicht mehr riechen. Meine Akupunktur für die Migräne löste dann offensichtlich eine Blockade.

Auch wenn mich eine solche Reaktion immer wieder selbst erstaunt, habe ich ähnliche Geschichten schon ein paarmal erlebt. Der Geruchsnerv ist ein Hirnnerv, der mit unseren tiefsten Instinkten verbunden ist. Warum er bei Traumata blockiert, weiß ich nicht, aber es kommt immer wieder vor. Bei den anderen Fällen, die ich diesbezüglich akupunktiert habe, kannte ich allerdings das Problem schon vor der Behandlung. Der Punkt, mit dem ich diese Blockaden löste, ist tatsächlich auch einer der Punkte, den man bei einer Migränebehandlung sticht.

Der Anti-Kotz-Punkt

Diese Geschichte hat mir mein Ausbilder erzählt: Während eines Fluges mit einer kleinen Maschine über den Himalaya kam sein Flugzeug plötzlich in Turbulenzen und allen Passagieren wurde schlecht. Also griffen sie alle in ihre Taschen, um sich – wie mein Ausbilder dachte – genauso wie er selbst Magentropfen oder -tabletten herauszuholen. Seine chinesischen Mitreisenden aber holten stattdessen ihre Akupunkturnadeln aus den Taschen und nadelten sich selbst den Punkt gegen Erbrechen am Handgelenk – und es ging ihnen sofort besser. Dieser Punkt ist also, ein bisschen salopp ausgedrückt, der Anti-Kotz-Punkt. Er hilft auch bei Schwangeren, die sich die Seele aus dem Leib spucken. Wenn ich sie nadle, lächeln sie mich oft nach zwei Minuten an, und es ist erst einmal vorbei. Übrigens aktivieren die in Apotheken erhältlichen Akupressurbänder für Schwangere und gegen Reisekrankheit genau diesen Punkt.

Die dicke Backe

Eine Kollegin aus unserer Praxisgemeinschaft kam von einer Weisheitszahn-Operation in die Praxis zurück und hatte eine wunderbar dicke Hamsterbacke. Obwohl wir damals schon fünf Jahre Tür an Tür gearbeitet hatten, hatte sie sich noch nie akupunktieren lassen und stand dem Thema auch skeptisch gegenüber. Doch 20 Minuten nachdem ich sie genadelt hatte, war die Backe abgeschwollen. Und inzwischen schickt auch ein Zahnarzt, der seine

Praxis ganz in der Nähe hat, seine Patienten nach größeren Eingriffen gerne zu mir.

Allergien und Heuschnupfen

Trotz meiner Begeisterung für die Akupunktur war ich lange sehr skeptisch, was die Behandlung von Heuschnupfen durch Akupunktur anging. Vor allem, da man die Patienten ja in dem Zeitraum akupunktieren muss, in dem sie *keine* Symptome haben. Natürlich habe ich es trotzdem versucht und fühlte mich in meiner Skepsis bestätigt, weil ich die entsprechenden Patienten ein, zwei Jahre nach der Behandlung nicht mehr sah und dachte, sie hätten wahrscheinlich den Arzt gewechselt. Doch dann kam eine dieser Patientinnen wegen eines ganz anderen Problems zwei Jahre nach der Heuschnupfenakupunktur wieder in meine Praxis und erklärte mir, sie sei einfach nicht wiedergekommen, weil sie keinerlei Beschwerden mehr hatte.

Tatsächlich gibt es inzwischen mehrere Studien, die die signifikante Wirkung von Akupunktur bei Heuschnupfen zeigen. Die Chinesen übersetzen ja den Heuschnupfen damit, dass krank machende Einflüsse in den Körper eingedrungen sind und man mit der Akupunktur versucht, diese zu entfernen und den Körper zu stärken. Was auch immer die genaue Erklärung ist: Es zeigen sich wunderbare Erfolge.

Dabei muss ich betonen, dass Heuschnupfen ein Symptom ist, das Patienten häufig unterschätzen, solange sie nur wenig niesen und nur leicht gerötete Augen haben. Aber selbst minimale Symptome sollten behandelt werden. Diese Symptome muss man sich wie Regenwasser in einem Fass vorstellen, das der Neigung zu Allergien oder der Exposition von Allergien entspricht. Auch wenn es zunächst nur wenige Reaktionen sind – läuft das Fass erst über, kann es zu heftigen anaphylaktischen oder asthmatischen Reaktionen kommen. Daher muss man schon früh die ersten Symptome bekämpfen. Dauert der Zustand nur ein bis zwei Wochen im Jahr an, empfehle ich die Gabe von Antihistaminika ohne Nebenwirkungen. Wird der Leidensdruck aber größer, das heißt, die Symptome dauern mehrere Monate an, empfehle ich heute den Patienten eine Serie von Akupunktursitzungen im beschwerdefreien Zeitraum, meist von Januar bis März.

Allergien der Haut sind etwas anders gelagert, und Hauterkrankungen im Allgemeinen lassen sich meiner Meinung nach nicht gut mit Akupunktur behandeln. Da die Haut aber in der Tat oft der Spiegel der Seele ist und ihr Zustand auch den seelischen Zustand des Patienten zeigt, kann man versuchen, ebendiesen über die Akupunktur zu behandeln. Man stärkt dann die Mitte, baut Energie auf, löst Hitzeblockaden. Vor allem aber versuche ich, ganzheitlich auf den Patienten einzugehen, damit sich sekundär auch die Hautsymptome ändern.

Wenn andere den Unterschied merken

Manchmal merken Patienten, die ich akupunktiere, gar nicht selbst, dass sich etwas bewegt. Dafür aber ihre Umgebung. Ich hatte einmal den Mann einer Patientin bei mir, der »es« eigentlich nur deswegen einmal »ausprobieren« wollte, weil seine Frau so begeistert von der Wirkung bei sich selbst war. Der Mann war um die 30 Jahre alt, IT-Manager, eher von nüchterner Natur und fühlte sich zu diesem Zeitpunkt einfach ein wenig unter Strom. Ich habe ihn also genadelt. Allerdings spürte er nach den üblichen ersten 20 Minuten gar nichts. Also zuckte er mit den Schultern, meinte, er habe sich ja schon gedacht, dass »das« gar nichts bringe, und ging in die Arbeit. Dort sprach ihn sein Partner an, ob er irgendetwas genommen habe, er sei so ungewöhnlich und angenehm entspannt.

Ein schönes Beispiel für die veränderte Außenwahrnehmung ist auch eine Patientin, die an Colitis ulcerosa, einer sehr schlimmen entzündlichen Darmerkrankung, die bis zu frühem Darmkrebs führen kann, leidet und zu mir kam, weil sie einen Hausarzt suchte. Ich bot ihr an, mit Akupunktur ihren Milz-Magen-Funktionskreis und damit ihren Darm zu stärken. Nach der ersten Akupunktursitzung kam sie wieder und erzählte, dass sie einerseits endlich mal wieder durchgeschlafen habe, aber vor allem auch, dass sie viel, wie sie selbst sagte, »kuschliger« geworden sei. Das fand nicht nur sie schön – auch ihrem Freund war es sofort aufgefallen.

Mach das nie wieder!

Und noch ein Fall für eine ganz erstaunliche Wirkung auf andere mit »zweischneidigem« Effekt. Ein Freund von mir hatte eine sehr gebildete Frau geheiratet, die aus Indonesien stammte. Sie kam aus einer sehr wohlhabenden Familie, hatte eine entsprechend hohe Stellung in der Gesellschaft ihrer Heimat und konnte in Deutschland zunächst überhaupt keinen Anschluss finden oder heimisch werden. Sie wurde depressiv, und mein Freund schickte sie zu mir. Wir führten mehrere Gespräche, und sie erklärte sich auch bereit, es einmal mit Akupunktur zu versuchen. Nach einem der ersten Male verließ sie die Praxis, ging sehr ausführlich shoppen und als er am Abend nach Hause kam, war sie so aufgedreht, dass sie den ganzen Abend reden wollte. Da rief er mich an und sagte nur: »Mach das nie wieder!« Ich aber war begeistert von der Reaktion seiner Frau.

Ich werde auch in den nächsten Kapiteln immer wieder auf das Thema Akupunktur zurückkommen. Denn für mich ist sie eine wunderbar funktionierende Behandlungsmethode. Und manchmal hilft sie mir auch bei der Diagnose.

Mit Akupunktur zur Diagnose

Ein junger Mann, Anfang 20, kam zu mir in die Praxis und klagte über ständig taube Fußsohlen. Ein solches Symptom kann alle möglichen Ursachen haben. Taucht es beidseitig auf, könnte es sogar ein Anzeichen für multiple Sklerose sein. Seine Eltern kannte ich schon länger, beide hatten immer wieder stressbedingte Symptome. Aus diesem Grund hatte ich schon die leise Vermutung, dass seine tauben Fußsohlen auch nichtkörperliche Ursachen haben könnten, und habe zunächst auf eine neurologische Abklärung verzichtet. Prompt war das Taubheitsgefühl nach der ersten Akupunktursitzung auch verschwunden. Damit konnte ich mich aber natürlich nicht zufriedengeben. Wenn jemand mit solchen Symptomen (gerade ohne körperliche Ursachen) zu mir kommt, muss ich einfach nachfragen. Die Geschichte dahinter war dann heftiger, als ich erwartet hatte – und erklärte ganz nebenbei auch einige Symptome der Eltern: Ein paar Jahre zuvor hatte seine Familie – seine Eltern, er und einer seiner drei Brüder – einen schweren Autounfall. Sein Bruder, mit dem er auf der Rückbank gesessen hatte, starb dabei. Von diesem Zeitpunkt an konnte er nicht mehr weinen und litt unter ständig wiederkehrenden Albträumen, in denen er irgendetwas tat, was seine Eltern in große Angst versetzte. Ein solches Trauma kann man natürlich nicht nur mit Akupunktur behandeln, und ich habe ihn daher auch zu einem entsprechenden Psychotherapeuten geschickt. Als diagnostisches Mittel hatte mir die Akupunktur aber den richtigen Weg gezeigt.

Ich gebe zu, dass ich Akupunktur manchmal auch dann anwende, wenn die Kombination aller Symptome scheinbar keinen Sinn ergibt oder wenn ein Patient Symptome hat, die mir völlig unklar sind. Natürlich habe ich den Anspruch, unter 1000 den einen zu erkennen, bei dem ein schnelles schulmedizinisches Eingreifen notwendig ist. Da geht es mir nicht anders als jedem reinen Schulmediziner auch.

Wenn ich mir aber völlig sicher bin, dass eine schulmedizinische diagnostische Abklärung mehrere Arztbesuche erfordern würde und die Symptome offensichtlich nicht lebensgefährlich sind, schlage ich meistens vor, es doch erst einmal mit den Nadeln zu versuchen. In manchen Fällen biete ich dann auch an, eine erste Sitzung zu spendieren und dass die Patienten nur dann zu einer nächsten Sitzung kommen sollen, wenn sie etwas spüren. Passiert dann wirklich etwas, und zwar genau in der Richtung, die ich vorhergesagt habe, sieht der Patient selbst, dass es hier nicht um blanke Theorie oder Esoterik geht. Und dann fällt eine Barriere. Diese Patienten fühlen sich verstanden oder auch ertappt. Vor allem aber öffnen sie sich, sind bereit, mit mir zu arbeiten. Manche wollen trotzdem noch ein Röntgenbild und eine Blutabnahme, die sie natürlich bekommen, wenn ich es ihnen nicht ausreden kann. Aber dann geht es los mit dem Arbeiten. Mein Ziel besteht schließlich nicht darin, auf Teufel komm raus zu nadeln, sondern vor allem, dem Patienten zu helfen.

Fixiert auf die eigenen Schmerzen

Manchmal gibt es auch Patienten, die kommen in die Praxis und sind total fixiert auf ihre oft chronischen Schmerzen. Im Gespräch beziehungsweise in den Gesprächen merke ich dann, dass sie ihre Schmerzen, so absurd das klingt, gar nicht wirklich loswerden wollen, obwohl sie dauernd nur davon sprechen. Die Schmerzen sind zu ihrem Lebensinhalt geworden, die Veränderung ihrer Lebensumstände oder ein psychotherapeutisches Gespräch verweigern sie hartnäckig.

Wie der Fall einer jungen Patientin zeigt, die ich sechs Wochen lang wegen ihrer Migräne genadelt habe. Sie war zu keinem begleitenden Gespräch bereit, das vielleicht die Ursachen der Migräne geklärt hätte. Für sie war es leichter, mit ihrem Schmerz zu leben, als sich dem Problem zu stellen. Durch die Akupunktur konnte ich ihre Schmerzen auf einer Skala von eins bis zehn von vorher zehn auf vier reduzieren. Das war ihr genug – bis zum nächsten Migräneanfall.

Oder eine alleinerziehende Mutter eines sehr aktiven Sohnes. Eigentlich hatte sie gerade zwei Wochen »Ruhe«, weil der Sohn beim Vater im Urlaub war – da bekam sie in den ersten Tagen dieser Ruhezeit einen heftigen Hexenschuss. Ich akupunktierte sie, was ihr wunderbar half. Allerdings sprach ich mit ihr auch darüber, dass sie etwas an ihrem Leben ändern, sich mehr Zeit für sich nehmen und den Konflikt mit dem Exmann klären müsse, sonst würden die Schmerzen zurückkehren. Sie aber meinte, sie gehe jetzt ohnehin erst einmal zwei Wochen zu ihrer Mutter, wo sie entspannen könne, alles sei gut. Kaum zurück von ihrer Mutter waren die Schmerzen aber wieder da und meine Patientin kam zu mir, völlig ratlos: »Wieso jetzt wieder? Ich war doch so entspannt!« Ich versuchte ihr zu erklären, dass es eine paradoxe, aber leider auch zutreffende Tatsache sei, dass der Körper dann zickt, wenn er Ruhe hat, und dies auch so lange immer wieder tun würde, bis sie etwas an ihrem Leben ändere. Solange sie funktionieren müsse, wenn also ihr Sohn bei ihr sei, würde sie wahrscheinlich keine (Zeit für) Schmerzen haben. Doch in jeder Ruhephase würden sie (stärker) zurückkehren, wenn sie nichts an ihren Lebens- und Beziehungsumständen ändern würde. Doch sie wollte, ich zitiere: »nur den Scheißschmerz loswerden«.

Zeit und Zuwendung

Dass das Gespräch mit dem Patienten unabdingbar ist, habe ich schon betont. Denn selbst wenn mich die Akupunktur auf den richtigen Weg bringt, sie erzählt mir keine ganze Geschichte. Nur zeigen mir die Reaktionen auf die Nadelung oft, welche Fragen ich stellen muss, und führen mich so zur Wurzel des Problems. Das ist ungeheuer wichtig, denn selbst wenn die Akupunktur die Symptome lindert, kann es sein, dass sie die wirkliche Ursache der Krankheit nicht erreicht. Es reicht aber nicht aus, die Symptome oberflächlich zu heilen – nicht einmal mithilfe der Akupunktur. Man muss zur Wurzel vordringen, um einen Baum zu heilen und zu erreichen, dass er frische Zweige und Blätter treiben kann.

Manchmal reicht auch schon ein wenig Zeit. Vor einer Weile kam ein Freund zu mir in die Sprechstunde, weil er seit ein paar Tagen an unerklärlichen Kopfschmerzen litt. Um sie zu bekämpfen, hatte er schon jede Menge Medikamente genommen, ohne größeren Erfolg. Ich habe ihn auch genadelt, vor allem aber saßen wir zusammen, und er erzählte mir ein bisschen von seinem aktuellen Leben. Als Geschäftsführer einer internationalen Firma ist er es gewohnt, viel unterwegs zu sein, sich mit vielen verschiedenen Themen zu beschäftigen. Er weiß normalerweise aber auch, dass er Ausgleich braucht, und beschäftigt sich daher mit vielem, was ihm guttut, spielt zum Beispiel Gitarre, um zu entspannen. Aktuell erzählte er mir allerdings, dass er gerade eine Gesellschafterversammlung mit über 150 Leuten hinter sich habe und auch die nächsten 30 Wochenenden schon geschäftlich verplant habe. Aber wir haben auch über gemeinsame Freunde gesprochen, darüber, wo das Leben so hingeht, und über die Musik. Am Ende seiner Akupunktursitzung und am Ende unseres Gesprächs war er beschwerdefrei. Und er war sehr erstaunt, dass ich mir eine Dreiviertelstunde Zeit für ihn genommen hatte (in der Praxis). Waren es nun also die Nadeln, die ihm die Beschwerden genommen haben, oder unsere Gespräche über Paco de Lucia und das Leben? Es ist egal. Es ging ihm besser. Und obwohl dies ein Gespräch unter Freunden war, zeigt es wunderbar die allgemeine therapeutische Wirkung eines guten Gesprächs.

Akupunkturgrundlagen – aus meiner Praxis

- In den Vorstellungen der Traditionellen Chinesischen Medizin, zu der die Akupunktur gehört, fließt im Körper Energie in einem Kanalsystem aus miteinander verbundenen netzförmigen Leitbahnen, den sogenannten Meridianen.
- An bestimmten Punkten, den Akupunkturpunkten, ist es möglich, von außen in diesen Energiefluss einzutreten und damit Blockaden zu lösen, Energie aufzufüllen oder abzuleiten.
- 1976 wurde erstmals in Studien nachgewiesen, dass man durch die Aktivierung bestimmter Punkte zum Beispiel Morphiumrezeptoren aktiviert, durch die Schmerzen gelindert werden. Seitdem wurden gerade im Gebiet der Schmerztherapie und der Migräne zahlreiche Studien durchgeführt, die die Wirksamkeit von Akupunktur belegen.
- Akupunktur funktioniert auch, wenn man nicht daran glaubt!
- Es gibt prinzipiell zwei Möglichkeiten zu akupunktieren: Bei der einen geht es um das Aufbauen von Energien. Bei der anderen, bei der die Nadeln nach dem Einstechen auch bewegt werden, geht es um das Ableiten, das Bewegen von Energien.
- Akupunktur kann absolut schmerzfrei sein! Das Einstechen der sehr dünnen Nadeln ist nicht schmerzhaft, das Bewegen der Nadeln nach dem Einstich, um etwa eine Blockade zu lösen, kann der Patient allerdings deutlich spüren.
- Schwachen Patienten (zum Beispiel bei Infektneigung) muss man mit schwachen Reizen, starken Patienten (zum Beispiel mit »stressbedingtem Spannungskopfschmerz«) mit starken Reizen begegnen.

- Am Ohr gibt es übrigens sogenannte psychotrope Punkte, die eine wunderbare Wirkung auf die Psyche, bei Depressionen, Suchterkrankungen, chronischen Schmerzzuständen und stressbedingten Beschwerden haben.
- Bei Kindern kann alleine die Massage der Akupunkturpunkte erstaunliche Wirkungen erzielen.
- Klassische Indikationen für die Akupunkturbehandlung sind in meiner Praxis: Schlafstörung, Migräne, Spannungskopfschmerz, Nebenhöhlenentzündungen, Hexenschüsse, Knieschmerzen, Reizdarmsyndrom, Sodbrennen, Heuschnupfen und depressive Zustände.
- Ich persönlich wende Akupunktur auch zur Diagnose an, gerade wenn keine körperlichen Ursachen für bestimmte Symptome zu finden sind. Die Reaktion des Körpers bei der Akupunktur führt mich zum Ursprung der Erkrankung. Dazu ist aber auch das Wissen über die Energieströme aus der Traditionellen Chinesischen Medizin notwendig (siehe ab Seite 89)
- Fast jeder hat sich schon selbst akupunktiert, besser gesagt akupressiert. Bei starker Konzentration oder beginnenden Kopfschmerzen massieren wir uns instinktiv mit dem Zeigefinger an den Schläfen.

TCM – ganz pragmatisch

Auch wenn ich in diesem Buch viel über die Traditionelle Chinesische Medizin (TCM) schreibe, bin ich kein klassischer TCM-Arzt. Natürlich berufe ich mich sehr oft auf die Grundprinzipien der TCM, aber eben nicht hundertprozentig. Ich halte das System der TCM allerdings für ein insgesamt sehr stimmiges Erklärungsmodell – das übrigens gar nicht im Gegensatz zur Schulmedizin steht, wie ich auch in den weiteren Kapiteln aufzeigen werde. Doch ich schätze die Bilder, die in der TCM beschrieben werden, weil sie so einleuchtend sind.

Wobei es – um es ein wenig verwirrend zu machen – auch innerhalb der TCM noch unterschiedliche Erklärungsmodelle gibt. Seien es die »Fünf Elemente«, der Einfluss von Kälte, Wind und Feuchtigkeit und natürlich das sehr bekannte Yin und Yang. Es gibt für denjenigen, der sich intensiv damit beschäftigen möchte, sehr viele, auch gute Bücher zu diesem Thema. Ich selbst konzentriere mich, insbesondere hier in diesem Buch, auf das Spiel mit den Energien. Das fasziniert mich am meisten und ist für jeden leicht nachvollziehbar.

Und ich mag den Gedanken, dass die Betonung in der TCM auf Bewegung und Wandel liegt, der zum Beispiel auch Vergangenes mit einbezieht. Im Gegensatz dazu konzentriert sich die Schulmedizin im Wesentlichen auf Strukturen, die zu einem bestimmten Zeitpunkt gegeben sind. Das greift mir oft zu kurz.

Kleine Warnung: Ich verwende auch einige Fachbegriffe aus der TCM, wie »Nieren-Chi«, »Leber-Chi-Stau« oder Ähnliches. Erste Erklärungen liefere ich auf der nächsten Seite in einer theoretischen Zusammenfassung. Etwas weiter im Detail gehe ich auf diese Begriffe und ihre Symptome im nächsten Kapitel ein, in dem es um die »Fehler im System« geht. Eines muss ich aber schon vorab betonen: Mit den biologischen Organen der westlichen Schulmedizin haben die »chinesischen« Begriffe Niere, Lunge, Milz-Magen, Leber und Herz grundsätzlich nichts zu tun.

Die Organbezeichnungen der modernen westlichen Medizin beziehen sich eher auf ein anatomisches Denken, das krankhafte Erscheinungen im Körper vorwiegend auf der Grundlage von Organ- beziehungsweise Zellveränderungen beurteilt. Die Organbeschreibungen der Traditionellen Chinesischen Medizin beschreiben dagegen die funktionelle Wirkungsweise des jeweiligen Organs auf das Chi, die Lebensenergie. Krankheit bedeutet hier eine Dysbalance der dynamischen Lebensenergie, die sich im gesunden Zustand im Gleichgewicht befinden sollte. So gibt es zum Beispiel Speicherorgane, welche die Lebensenergie speichern wie die Niere, oder Hohlorgane, die das Chi bewegen wie die Leber und die Gallenblase. Ähnlich wie wir hier im Westen sagen: »Deine Galle ist gestaut, du bist cholerisch!«

Wirkung statt Theorie

Heute weiß man gar nicht mehr genau, wie die TCM eigentlich entstanden ist. Zwar gibt es den Gelben Kaiser, eine über 2000 Jahre alte Sammlung von Grundlagen und Methoden, die zunächst mündlich überliefert und erst später schriftlich zusammengefasst wurden. Doch zu Beginn war TCM eine ganz pragmatische Medizin der einfachen Leute. Der Bauer hat gemerkt: Wenn ich auf diesen oder jenen Punkt drücke, dann verschwindet mein Zahnschmerz. Und erst 400 Jahre später haben sich dann die ersten »Gelehrten« Gedanken darüber gemacht, wie man diese Beobachtungen in ein System fassen könnte. Es gab also nicht zuerst eine Theorie, nach der man behandelt hat. Man hat behandelt und sich das gemerkt, was immer wieder geholfen hat.

So ging es mir ja auch mit der Akupunktur. Ich habe an mir selbst erfahren: Es hilft. Erst später habe ich mir dann Gedanken gemacht, dass die übergeordnete Theorie der TCM tolle Erklärungen für die jeweilige Wirkung der Akupunktur, aber auch für viele ganzheitliche Abläufe liefert. In der TCM werden Erkrankungen ins Energetische übersetzt. Genau damit kann ich auch meine Patienten überzeugen. Es geht um zutreffende Diagnosen und um Wirkung. Und es geht darum, über relativ einfach zu begreifende Bilder die intellektuelle Bereitschaft eines Patienten, einer Patientin dafür zu schaffen, sich für einen Weg zu öffnen, den sie zuvor wahrscheinlich weit von sich gewiesen hätten. Man ist schließlich nur mal schnell zum Allgemeinarzt gekommen für ein

Rezept, eine Überweisung, eine Blutabnahme oder ein paar beruhigende Worte. Es ging doch eigentlich nur um den Körper – und nun will dir da einer an die Seele. Das will ich zwar tatsächlich oft, aber mithilfe der TCM kann ich zunächst einmal vermitteln, dass ich mich um den Energiefluss im Körper kümmern möchte. Denn in der TCM werden Erkrankungen tatsächlich ins Energetische übersetzt.

Das Zusammenspiel der wichtigsten TCM-Organfunktionskreise

In der TCM gibt es verschiedene sogenannte Funktionskreise, die den Namen von Organen zugeordnet sind (die aber, wie erwähnt, nichts mit den westlichen Organen zu tun haben). Die wichtigsten sind die Funktionskreise der Niere, der Leber, der Lunge, der Milz/des Magens und der des Herzens. Diese sind auch voneinander abhängig.

Alle Funktionskreise haben bestimmte Funktionen im Zusammenspiel der Energien. Bei den Chinesen heißt es: Du wirst mit einer bestimmten Lebensenergie geboren, dem Chi. Diese Lebensenergie wird in der Niere gespeichert. Ein Mangel an Nieren-Chi kann also angeboren sein, entsteht aber vor allem durch schlimme Erlebnisse wie auch ernste familiäre Probleme, durch Überanstrengung oder mangelnde Regeneration. Alle diese Einflüsse lassen das Nieren-Chi sinken. Auch im Westen kennt man ja den Spruch »Etwas geht mir an die Nieren«. Wieder auffüllen kann man das Nieren-Chi entweder über das Lungen-Chi oder über das Milz-Magen-Chi.

Im Funktionskreis der Leber geht es um die lebensnotwendige Bewegung des Chis, der Energie im und durch den Körper. Hier kann es daher zu Energieblockaden oder -staus kommen. Spricht man diesen Funktionskreis therapeutisch an, kann die Energie wieder fließen, die körperlichen Symptome verschwinden.

Emotionen gehören in der TCM in den Funktionskreis des Herzens.

Dies ist natürlich nur eine sehr kurze Zusammenfassung dieser Funktionskreise, die aber für das weitere Verständnis, gerade der im nächsten Kapitel aufgeführten »Fehler im System«, notwendig ist.

TCM als Brücke zwischen Psyche und Verstand

Wenn ein Unternehmensberater zu mir kommt, der plötzlich Flugangst hat, schicke ich ihn nicht zum Psychotherapeuten, sondern zeige ihm, dass es um die Überforderung des Nieren-Chi, seiner Lebensenergie, geht. Man »dreht sich ängstlich um«, wenn das Nieren-Chi-Level, also das allgemeine Energielevel, niedrig ist.

Mit Hexenschuss kommen zu mir meistens nicht alte Menschen, die schon fünf Bandscheibenvorfälle haben, sondern 40-jährige Papis, die meinen, sie müssten die Welt erobern. Aber dann »bricht ihnen das Schicksal mal eben fast das Kreuz«.

Oder es kommt eine Chefsekretärin mit pfeifendem Tinnitus, weil sie nicht auf ihre innere Stimme hört. Solche Zusammenhänge verstehen die meisten Menschen. Und sie sind vor allem erst einmal nicht davon abgeschreckt, dass ihr Symptom eine psychosomatische Ursache haben könnte – auch wenn es genau genommen so ist.

Wie bei der Patientin, die zum dritten Mal hintereinander mit Lungenentzündung zu mir kam – und ich irgendwann erfuhr, dass sie als Kind missbraucht wurde. Das kam nur heraus, weil wir über das Zusammenspiel der Energien gesprochen haben, ich ihr erzählte, dass traumatische Ereignisse entweder die Substanz angreifen können (Nieren-Chi) oder – wenn sie mit starker Trauer verbunden sind – eben den Funktionskreis der Lunge betreffen.

Wer tatsächlich etwas aus der Vergangenheit bewältigen muss, ohne sich dessen bewusst zu sein, wird sich nicht plötzlich öffnen, nur weil ich ihm oder ihr vielleicht sympathisch bin. Aber das Thema Energien können die meisten sehr plastisch verstehen, weil man es auch mit Beschreibungen wie »Dir ist eine Laus über die Leber gelaufen« oder »Etwas geht dir an die Nieren« übersetzen kann. Darüber kann man sprechen, und es fällt leichter, irgendwann die entscheidende Tür zu öffnen. Und noch leichter gelingt es über die Akupunktur, weil die Nadeln meist unmittelbar zu irgendeiner körperlichen Reaktion führen.

Das System der TCM, auch wenn es häufig immer noch als »asiatischer Gesundheitstrend« abgetan wird, spricht tatsächlich den gesunden Menschenverstand sehr überzeugend an. Wenn ich anfangs Patienten mit meiner richtigen Einschätzung ihrer persönlichen Situation überrasche, gelingt es mir, sie auch emotional zu packen. Und damit ist die Basis dafür gelegt, etwas für ihre Gesundung zu tun. Dass dieser Weg dann über den Körper, den Geist und die Psyche geht, ist in der TCM selbstverständlich, trägt aber nicht den noch immer eher abschreckenden »Psychosomatikstempel«.

TCM ist Lebensführung

Leon Hammer, ein bekannter Psychotherapeut und Arzt für chinesische Medizin, geht sogar so weit zu sagen: »TCM ist psychosomatische Medizin.« Sie gibt uns Werkzeuge an die Hand, mit denen wir die Beziehung zwischen Psyche und Körper erklären können. Jede Handlung des Menschen oder Einflüsse der Natur, die die Zirkulation oder den Rhythmus von Lebenskraft oder Energie stören, führen vom Gesundheitspol in Richtung Krankheit. Die dafür relevanten Faktoren sind die persönliche Konstitution, Ernährungsgewohnheiten, Arbeitsgewohnheiten, umweltbedingter Stress, Wetter, Klima, sexuelle Gewohnheiten, soziales Milieu und der in der chinesischen Medizin vielleicht wichtigste Faktor Emotion. Die Schwerpunkte der TCM liegen dabei auf der Gesundheit (nicht der Krankheit) der Patienten, auf ihrem Alltagsleben und der Prävention.

Gerade den Alltagsaspekt daran finde ich interessant. Es muss nicht immer um schwerwiegende, belastende Symptome gehen: Sie haben in den letzten Wochen sehr viel gearbeitet, schlecht geschlafen und (vermeintlich) keine Zeit zur Erholung gehabt? Ist Ihnen auch schon aufgefallen, dass Sie dann nicht nur müde, sondern auch viel ängstlicher sind? Sie erschrecken über Kleinigkeiten, scheuen vor jeder kleinen Herausforderung zurück oder haben sogar plötzliche Anfälle von Höhenangst. Ich kenne das selbst. Wenn ich ganz bei mir bin, bin ich kein Angsthase. Wenn ich aber – auch wenn ich es besser wissen müsste – Phasen habe, in denen ich übertreibe und zu wenig regeneriere, und dann beispielsweise mit meinen Kindern auf dem Spielplatz bin und sehe, wie eine meiner Töchter auf einen Baum oder ein Gerüst klettert, merke ich plötzlich, dass ich ganz kurz ein mulmiges Gefühl bekomme. Oder ich zögere kurz, wenn ich mit dem Rad in meine Einfahrt fahre, weil ich ein Zehntelsekündchen Angst habe, da könnte einer rausfahren. Das sind nur kleine Momente, aber sie zeigen mir sofort, dass etwas nicht stimmt, genauer gesagt, dass eben mein Energielevel aufgebraucht ist, dass ich nicht genug regeneriere, ein klassischer Nieren-Chi-Mangel.

Das Nieren-Chi, die Lebensenergie, nimmt übrigens im Laufe des Lebens automatisch ab. Sicher auch ein Grund, warum Menschen im Alter ängstlicher werden. Irgendwo habe ich einmal den Satz gelesen »TCM ist zu 80 Prozent Lebensführung«. Das ist ein sehr richtiger Satz und unterstützt meine Überzeugung, dass der gesunde Menschenverstand der beste Arzt ist.

Yin und Yang – zwei Fässer bringen dich nachts ins Schwitzen

Eine Patientin leidet plötzlich unter ständigem Nachtschweiß. Obwohl sie bei geöffnetem Fenster schläft, ihre Temperatur im völlig normalen Bereich liegt, wacht sie fast jede Nacht auf und ist durchgeschwitzt. Ich frage sie nach ihrem Beruf und sie erzählt mir, dass sie seit über 20 Jahren als Hebamme arbeitet. Ihre Arbeitszeiten? Unregelmäßig, gerne mit ständigen, oft spontanen Nachtschichten. Als Dienstälteste ist sie auch diejenige, die nachts am meisten gerufen wird. Für mich ein klarer Fall von Yin-Mangel. Und hier eine gute Gelegenheit, Yin und Yang, auf die ich mich bei manchen Fällen gerne beziehe, zu beschreiben.

Das System von Yin und Yang ist eigentlich ein ganz eigenes, relativ komplexes Erklärungsmodell innerhalb der chinesischen Medizin. Ich erlaube mir hier eine pragmatische Verkürzung, mit der ich aber Patienten ein sehr häufiges Phänomen ganz leicht erklären kann: Yin und Yang muss man sich wie zwei Fässer vorstellen, die immer gleich gefüllt sein müssen. Im Yang-Fass befindet sich das Starke, das Dynamische, das (wertfrei) Männliche, das Wärmende, das Licht, das Tagaktive. Im Yin-Fass dagegen ist die Struktur, die Substanz, die Ruhe, das Weibliche, das Kühlende, das Feuchte, das Nachtaktive. Hat man nun beispielsweise einen Schnupfen, wird das Yang-Fass angegriffen. Dann fühlt man sich ständig kalt und absolut undynamisch. Was man braucht, ist einfach Ruhe im Bett und Wärme, um das Yang-Fass wieder aufzufüllen. Das ist einfach.

Wenn man nun längere Zeit über seine energetischen Verhältnisse lebt und andauernd das Yang-Fass leert, wird auch das Yin-Fass angegriffen, es geht an die Substanz, an die Struktur. Das kann über Jahre relativ gut gehen. Das sind dann Leute, die auch tagsüber immer frösteln, kalte Füße haben und eine Wärmflasche brauchen. Abstruserweise fangen aber genau diese Menschen mit den kalten Füßen irgendwann an, nachts zu schwitzen. Nicht weil sie zu viel Hitze haben, sondern weil das Kühlwasser fehlt. Wechseljahrsbeschwerden haben damit übrigens nichts zu tun, das ist ein anderes Thema.

Nachtschweiß ist ein Alarmzeichen

Bei Nachtschweiß denken die meisten, sie hätten irgendwie zu viel Hitze, und reißen ihre Fenster auf. Doch wie gerade beschrieben, haben sie nicht zu viel Hitze. Das ist ein wirklich wichtiger Punkt. Stattdessen fehlt ihnen das Kühlende, das Yin, die Struktur. Ich frage oft schon im Erstgespräch – zur Verwunderung der meisten Patienten – nach Nachtschweiß. Denn häufiger Nachtschweiß ist meistens ein sehr typisches Symptom dafür, dass der Mensch seit Jahren über seine energetischen Verhältnisse lebt und es ihm langsam an die Substanz geht. Manchmal kommt in solchen Fällen auch noch starke Mundtrockenheit dazu.

Ständiger Nachtschweiß ist kein harmloses Symptom, sondern ein Zeichen, dass es den Patienten wirklich an die Substanz geht. Interessanterweise gibt es dazu auch eine Parallele in der westlichen Medizin. Nachtschweiß ist dort ein Symptom schwerer chronischer Erkrankungen wie der Niereninsuffizienz oder eine sogenannte B-Symptomatik bei Krebserkrankungen.

Ein starker Yin-Mangel, also ein Angriff auf die eigene Substanz, entsteht wie schon erwähnt erst, wenn der Patient seit Jahren Raubbau mit seinem Körper betrieben hat. Mit Akupunktur kann ich das Symptom lindern. Der betroffene Patient muss aber dringend etwas an der Ursache oder den Ursachen ändern: an seinen Arbeitsstunden, seinem sozialen Umfeld oder er muss sich mit Konflikten aus der Vergangenheit beschäftigen.

Bei meiner Patientin, der Hebamme, konnte ich daher durch ein paar Akupunktursitzungen zur Stärkung des Yin einiges bewirken. Zudem ging sie aber auf meine Empfehlungen in spezifische Yin-Yoga-Stunden (spezielle Yogaübungen zur »Kühlung« des Körpers) und hat mit ihren Kollegen über eine etwas gerechter verteilte Zeiteinteilung gesprochen. So bringt sie Yin und Yang wieder ins Gleichgewicht.

Vielleicht zum Abschluss ein schönes Bild, welches das Zusammenspiel von Yin und Yang in diesem Fall ganz gut erklärt: Yang steht für den Tag und die Sonne. Yin für die Nacht und das Meer. Nachts geht die Sonne im Meer unter, und man kann sich vorstellen, wie es zischt, wenn das Meer die Hitze der Sonne kühlt. Fehlt aber das Meer und die Sonne wird nicht abgekühlt, dann kommt der Nachtschweiß. Ich finde, so kann man sich das ganz gut verdeutlichen.

Von der Theorie in meine Praxis

Im folgenden Kapitel »Fehler im System« schildere ich Ihnen typische Beispiele für Symptome und ihre Ursachen mithilfe des Erklärungsmodells der TCM. Einige sind Beispiele mit eher extremen persönlichen Geschichten, einige aber auch ganz normale Fälle, wie sie fast täglich in meine Praxis kommen. Fast jeder Mensch findet sich in der einen oder anderen Geschichte oder einem Detail wieder – und beginnt so vielleicht sein eigenes System besser zu verstehen. Dabei muss ich aber auch betonen, dass natürlich bei manchen Symptomen eine Kombination von Schwächen oder »Fehlern« in den einzelnen Organsystemen vorliegen kann, da die Organsysteme abhängig voneinander zusammenarbeiten. Eine Energieblockade, »chinesisch« ein Leber-Chi-Stau, kann sich auf eine Milz-Magen-Schwäche ausweiten. Beides zusammen kann zu einer Schwächung des Nieren-Chi führen und so weiter. Okay, an dieser Stelle steigen Sie aus? Keine Angst, ich beschreibe das auf den nächsten Seiten im Einzelfall. Dabei habe ich mich bemüht, besonders eindeutige Befunde und Fälle auszuwählen.

TCM – eine sehr allgemeine Einführung

- Die Traditionelle Chinesische Medizin hat als Medizin der einfachen Leute begonnen, die sich daraus entwickelt hat, dass bestimmte Handlungen eine Verbesserung des Gesundheitszustandes herbeigeführt haben.
- Die wichtigsten Grundlagen der TCM wurden schon vor über 200 Jahren im »Gelben Kaiser« als einer Sammlung von Schriften zusammengefasst.
- Dieses Buch ist kein TCM-Lehrbuch. Ich zeige nur auf, inwiefern ich die TCM als Erklärungsmodell für meine Patienten verwende, um ihnen den Zusammenhang zwischen Körper, Seele, Geist und den körperlichen Symptomen leicht verständlich zu erklären.
- Wichtigstes Element in der TCM ist das Chi, die Körperenergie. Sie muss in ausgeglichenem Maß vorhanden sein. Ein Zuviel oder ein Zuwenig verursacht körperliche und psychische Symptome. Und sie muss ungehindert fließen können.
- Auch innerhalb der TCM gibt es verschiedene Erklärungsmodelle, wie die »Fünf Elemente«, den Einfluss von Kälte, Wind und Feuchtigkeit, die Funktionskreise und das Zusammenspiel von Yin und Yang. Ich berufe mich in meiner Praxis vor allem auf die Funktionskreise der Niere, der Leber, der Lunge, der Milz/des Magens und des Herzens.
- Auf die einzelnen Funktionskreise gehe ich in den folgenden Abschnitten ein. Wichtigste Voraussetzung: Für den Laien manchmal verwirrend haben die Funktionskreise der TCM zwar die Namen von Organen. Die damit verbundenen Symptome haben aber nichts mit den Funktionen der Organe zu

tun wie wir sie kennen. Eine Störung im Funktionskreis der Niere führt zum Beispiel nicht zu Nierensteinen, ein Leber-Chi-Stau nicht zur Leberzirrhose. Aber jeder hat schon gehört, dass dir »etwas an die Nieren geht« oder eine »Laus über die Leber läuft«.

- Zudem hängen alle Funktionskreise miteinander zusammen. Ein Fehler in einem Funktionskreis kann also auch andere Funktionskreise betreffen. Es geht in der TCM deshalb immer darum, den gesamten Menschen zu behandeln.
- Das System von Yin und Yang ist ein ganz eigenes, relativ komplexes Erklärungsmodell innerhalb der chinesischen Medizin. Pragmatisch verkürzt kann man sich Yin und Yang wie zwei Fässer vorstellen, die immer gleich gefüllt sein müssen. Im Yang-Fass befindet sich das Starke, das Dynamische, das (wertfrei) Männliche, das Wärmende, das Licht, das Tagaktive. Im Yin-Fass dagegen ist die Struktur, die Substanz, die Ruhe, das Weibliche, das Kühlende, das Feuchte, das Nachtaktive. Zum körperlichen Wohlbefinden und zur Gesundheit des Menschen müssen sich beide Fässer im Gleichgewicht befinden

3. Fehler im System

Wenn es um »Fehler« im System der einzelnen Funktionskreise geht, dann ist es wichtig zu bedenken, dass diese Fehler, also Symptome bei den Patienten, sehr selten nur einen Funktionskreis betreffen, ihre Ursache nur in einem Kreis haben. Gesundheit besteht im harmonischen Zusammenspiel aller Funktionskreise. Man muss also auch in der Behandlung immer auf mehr als einen Funktionskreis eingehen. Auf welche im Detail, zeigt sich im Gespräch, während der Therapie oder in den Reaktionen des Patienten zum Beispiel auf Akupunktursitzungen. Wenn ich also im Folgenden nun Patientenfälle eindeutig einzelnen Funktionskreisen zuordne, dann nur, um diese prinzipielle »Zuständigkeit« hier leichter verständlich zu machen. Und viele der Fälle zeigen auch, dass der Zusammenhang von »Fehlern« im System der TCM und im System der Schulmedizin oft relativ eng ist. Letztendlich geht es darum, den ganzen Menschen zu betrachten und zu behandeln.

Selbstverständlich kann man individuelle Biografien, die zu den diversen Erkrankungen führen, nicht verallgemeinern. Ich stelle nur immer wieder fest, dass es eben doch viele Parallelen gibt und sich manchmal schon fast ein Typus von Patient für einzelne Erkrankungen herausarbeiten lässt. Viele werden sich daher in der einen oder anderen Geschichte zumindest teilweise wiederfinden. Aber natürlich gilt es für den Arzt in der Praxis immer, jeden Patienten individuell zu betrachten. Denn wenn auch beispielsweise ein Hexenschuss oft aus Überforderung entsteht – die eine von tausend Patientinnen hat dann eben doch Knochenmetastasen eines Brustkrebses und nichts mit den geschilderten Typen zu tun.

Es geht dir an die Nieren

Ein Chemiker, sehr korrekt, total getaktet. Er und seine Frau sind beide Patienten bei mir. Seine Frau hatte ein paar Jahre zuvor depressive Schübe, sich aber durch die Akupunktur und regelmäßiges Yoga zumindest stabilisiert. Er war nur einmal im Jahr zum ganz normalen Check-up bei mir, ich hatte also keinen besonderen Zugang zu ihm – was mir bei so exakten Menschen zugegebenermaßen auch eher schwerfällt. Vor einem Jahr aber kam er zu mir, und ich sah ihm schon an: Das wird ein längeres Gespräch. Tatsächlich war er schwer depressiv. Er hatte zuvor zwei Jahre in Brasilien gearbeitet, dort sehr viel Leistung erbracht, die aber überhaupt nicht anerkannt wurde. Im Gegenteil, die Kollegen hatten ihn gemobbt. Das war sicherlich ein Grund dafür, diese Arbeit zu beenden, und natürlich auch dafür, nicht gerade vor Stolz und Freude zu strahlen. Aber diese schweren Symptome einer Depression? Da musste ich nachbohren. Und dann kam seine ganze Geschichte heraus: Beide Eltern hatten getrunken, seine Mutter litt unter schweren Depressionen. Als mein Patient zehn Jahre alt war, unternahm sie einen Selbstmordversuch, den er verhinderte, weil er ihren Kopf gerade noch rechtzeitig aus dem Gasofen zog. Im Anschluss wurde in der Familie nie wieder ein Wort darüber verloren, getrunken wurde weiter. Der kleine Junge musste also schnell erwachsen werden. Er übernahm die Verantwortung für seine Mutter – was bei Kindern von Alkoholikern oft passiert. In der Pubertät war es ihm aufgrund dieser familiären Situation nie möglich, in ganz normalem Maß gegen seine Eltern zu rebellieren, seine Gefühle auszuleben. Bis heute lässt er sich von ihnen emotional erpressen. Wer er wirklich ist und was seine eigenen Bedürfnisse sind, hat er nie gelernt. Stattdessen hat er sich in sein total strukturiertes Leben geflüchtet, in dem er den logischen und feststehenden Gesetzen der Chemie und der Mathematik folgen konnte. So hat er eben auch in einem Job funktioniert, in dem diese Gesetzmäßigkeiten gelten, konnte in seinem Beruf glänzen. Doch dann in Brasilien wird er plötzlich nicht mehr geschätzt. Er kann es seinen Kollegen, genau wie seinen Eltern, bis heute nicht recht machen. Und damit kommt die Depression, denn seine ganze Struktur wird infrage gestellt. Seine Substanz, die aufgrund seiner Kindheitserlebnisse ohnehin schwach war, fängt an zusammenzubrechen.

Eine schwere Depression ist in diesem Fall eine, wenn auch sehr heftige, Form von Mangel an Nieren-Chi. Bei dieser Schwere des Falls konnte ich ihn mit entsprechender Akupunktur natürlich nur unterstützen. Ich habe ihn vor allem zu einem Psychotherapeuten geschickt, weil er dort »abgeholt« werden musste, wo er als Kind stehen geblieben ist. Weil er lernen musste, auf sich selbst zu hören. Nicht zuletzt deshalb habe ich ihn auch zum Yoga überredet, bei dem man sich ganz auf seinen Körper – und über den Körper auch auf Seele und Geist – konzentrieren muss. Als er zum ersten Mal zu meiner Yogalehrerin kam, dachte sie nur: »Oh Gott, was kommt denn da für einer. Der ist ja völlig zu!« Er hatte viel Arbeit vor sich. Es dauerte eine Zeit, doch dann berichtete sie mir: »Er hat ein Gefühl für sich selbst entwickelt und fängt an zu funkeln.«

Du siehst dich ängstlich um

Nicht jeder Nieren-Chi-Mangel ist natürlich auf eine solch traumatische Kindheit zurückzuführen. Bei den Chinesen heißt es, dass man mit einem gewissen Maß an Nieren-Chi geboren wird. Dieses kann also auch von Geburt an niedrig sein oder wird durch frühe Traumata, aber auch später durch zu viel Auspowern mit zu wenig Regeneration angegriffen. So entsteht der Nieren-Chi-, der Lebensenergiemangel. Im extremen Fall kann dies, wie im oben beschriebenen Fall, zu Depressionen führen. In leichteren Fällen werden die Leute ängstlich. Das habe ich schon vorher beschrieben. Ob die Angst um Kinder, die auf einen Baum klettern, oder leichte, aber vor allem völlig irrational auftretende Höhenangst beim Wandern – wenn ich zu viel arbeite oder wir schlecht schlafen, weil die Kinder krank sind, kann ich zusehen, wie ich ängstlicher werde. Dann weiß ich, dass ich mich überfordert habe, dass ich mal wieder Yoga machen sollte, mir einen Tag Ruhe gönnen. Ich merke, dass mein Nieren-Chi gerade ein wenig angekratzt ist. An solchen »Symptomen« sieht man wie an einem Temperaturmesser, dass man mal einen Gang runterschalten sollte. Genau das ist daher auch ein ganz einfacher Tipp von mir: Wenn Sie plötzlich deutlich ängstlicher sind als normalerweise, ob beim Autofahren, beim Radfahren, im Umgang mit Ihren Kindern oder in der Freizeit beim Sport, dann schalten Sie im wörtlichen und im übertragenen Sinn einen Gang runter, denn Sie überfordern gerade Ihr Nieren-Chi.

Ich möchte hier nochmals betonen: Die chinesischen Organe habe nichts mit den »echten« Organen Niere, Leber und so weiter zu tun. Ich muss meinen Patienten immer wieder sagen: »Sucht keine Parallelen. Ein schwaches Nieren-Chi hat nichts, aber auch gar nichts mit Nierensteinen zu tun und ein Leber-Chi-Stau daher übrigens auch nichts mit dem Alkoholkonsum.«

Selbst wenn ich nicht weiß, warum ein Patient beispielsweise plötzlich Flugangst entwickelt hat, die Angst alleine ist ein Symptom, die einen Mangel an Nieren-Chi vermuten lässt. Dann muss man durch Gespräche, in meinem Fall oft unterstützt durch »diagnostische« Akupunktur, herausfinden, woher dieser Mangel stammt. Liegt er an einer Überforderung, ist die Lösung relativ einfach. Wenn das aber nicht der Grund sein kann, beginnt die gemeinsame Arbeit mit dem Patienten, die ich manchmal auch an einen Psychotherapeuten abgeben muss. Definitiv kann ständige Angst aber auch körperlich krank machen und ist ein Symptom, das man nicht einfach ignorieren sollte.

Das Schicksal bricht dir das Kreuz

Wo die Chinesen, vielleicht etwas heftig formuliert, sagen: »Das Schicksal bricht dir das Kreuz«, schießt bei uns im Westen die Hexe ein. Wie schon einmal kurz erwähnt, sind es aber nicht etwa die 80-jährigen Omas, die schon fünf Bandscheibenvorfälle haben und deren Kernspinaufnahmen aussehen, als ob eine Bombe eingeschlagen hätte. Wenn es denen prinzipiell gut geht und sie in sich ruhen, haben sie keine Kreuzschmerzen und schon gar keine Hexenschüsse. Mit starken, plötzlich auftretenden Rückenschmerzen kommen meistens die 30- bis 40-jährigen Papas zu mir, die selbstständig sind und meinen, sie müssten die Welt erobern. Deswegen ist Hexenschuss auch tatsächlich häufiger ein männliches Problem und trifft meistens diejenigen, die sich ganz viel Last aufladen und keine Grenzen kennen. Denen haut das Schicksal dann ins Kreuz. Da sieht man im Kernspin gar nichts, aber die Patienten spüren es deutlich.

Die Therapie: Man kann mit Akupunktur das Nieren-Chi stärken und/oder mit Chirotherapie manuell einwirken. Selbst die strikteste Schulmedizin operiert hier heute nur noch sehr selten. Auch bei Frauen kann sich Überlastung natürlich in einem Hexenschuss zeigen, häufiger treten hier aber Nackenverspannungen und starke Verspannungskopfschmerzen auf, insbesondere bei Patientinnen, die ihre (neue) Mutterrolle, die Rolle als Ehefrau und als erfolgreiche Berufstätige perfekt erfüllen möchten. Dann handelt es sich aber meistens eher um einen Leber-Chi-Stau (siehe Kapitel »Die Laus über der Leber«).

Das Schicksal zwingt dich in die Knie

Wenn Patienten mit Knieschmerzen zu mir kommen, verdrehe ich innerlich die Augen, denn da können sehr unterschiedliche Ursachen vorliegen, und die Behandlung kann sich lange ziehen. Aber es heißt eben auch »Das Schicksal zwingt dich in die Knie« und daher können auch Knieschmerzen am Nieren-Chi liegen.

Ein sehr schöner Fall dazu: Eine junge Mutter, in Teilzeit bei einem großen Autokonzern angestellt, das Kind im Kindergarten, die Mutter deutlich gestresst, deutlicher Nieren-Chi-Mangel. Zu mir kam sie aber, da sie nach einer langen Bergtour plötzlich starke Knieschmerzen verspürte. Weil sie länger warten und ich ihr dann erklären musste, dass ich kein Orthopäde sei, habe ich ihr eine Akupunktur spendiert. Fünf Tage später, sie hatte sich einen Termin für eine zweite Sitzung geben lassen, erzählte sie mir mit glänzenden Augen, es gehe ihr seit der ersten Akupunktur deutlich besser, nur beim Treppensteigen spüre sie noch einen leichten Schmerz. Also die zweite Sitzung. Als sie zum dritten Mal kam, war sie völlig begeistert, dass nicht nur ihr Knieschmerz fast völlig verschwunden sei, sondern sie sich auch insgesamt viel entspannter fühle. Nach der zweiten Sitzung habe sie beispielsweise ihren Sohn vom Kindergarten abgeholt und die Kindergärtnerin habe sie vorgewarnt, dass der Kleine keinen Mittagsschlaf gehalten hatte. Meine Patientin wusste: Das bedeutet, der Abend und das Zubettgehen werden ein Drama. Und so war es dann auch. Doch in einer Situation, in der sie normalerweise völlig mit den Nerven am Ende gewesen wäre, blieb sie während aller übermüdeten Zornes- und Heulattacken ihres Sohnes völlig gelassen und wunderte sich selbst, dass sie sogar noch lächeln konnte.

Ich liebe es, wenn die Patienten sich selbst wundern, wie ganz anders sie plötzlich reagieren und wie viel besser sie sich fühlen – mit deutlich gestärktem Nieren-Chi.

Nicht auf die innere Stimme hören

Ein eigentlich sehr reflektierter, beruflich sehr engagierter 49-jähriger Patient, Vater zweier kleiner Kinder. Seine Frau ist gerade mit sich selbst beschäftigt, um ihre Rolle als Frau und Mutter zu finden. Er denkt in letzter Zeit verstärkt über sein Leben nach, und plötzlich pfeift es im Ohr. Klar, Midlife-Crisis, denkt man da schnell. Dabei möchte ich betonen, dass dieser Begriff zu Unrecht so despektierlich verwendet wird. Tatsächlich gibt es Lebenswandlungsphasen, die zu Veränderungen führen und verarbeitet werden müssen. Ignoriert man sie, werden diese Wandlungen zu Krisen. Das heißt nicht, dass man sich klischeehaft ein tiefergelegtes Auto kaufen oder eine 20 Jahre jüngere Frau suchen muss. Aber man muss sich diesen Veränderungen stellen. In diesem Fall machte mein Patient aber tatsächlich einiges im Leben, das für ihn nicht sinnvoll war: keine Auszeiten, immer mehr erreichen wollen, seine Beziehung kriselte und so weiter. Der pfeifende Tinnitus stellt sich ein, wenn man seine Bedürfnisse ignoriert, also nicht auf sich hört – und das über einen längeren Zeitraum. Dann ist es eben meistens ein Zeichen von Nieren-Chi-Mangel aufgrund von Überforderung. Der rauschende Tinnitus ist eher auf einen Leber-Chi-Stau zurückzuführen. Dazu mehr im Kapitel »Die Laus über der Leber« (Seite 145).

Als ich noch während meines Studiums unter dem Tinnitus litt, der letztendlich zu meiner ersten Akupunktur führte, lag die Ursache dafür natürlich darin, dass ich neben dem Studium zu viel gearbeitet hatte, in meiner Beziehung nicht wirklich glücklich, der Stress also negativ war und ich zum Ausgleich auch noch zu viel Sport betrieben hatte. Keine gesunde Kombination, die die Lebensenergie, das Nieren-Chi, angreift. Leider ist die Behandlung und die damit einhergehende Auffüllung des Nieren-Chi, wenn man so will, also das Aufbauen der Substanz, immer etwas langfristiger.

Meist wird der Ton nach etwa sechs bis acht Akupunktursitzungen etwas leiser und ist im besten Fall nach acht oder neun Sitzungen verschwunden. Für den Patienten ist es aber vor allem wichtig zu verstehen: Das Leben will dir etwas mitteilen! Sehr viel Gesundungspotenzial liegt beim Patienten selbst. Indem er zum Beispiel (einfach) ein bisschen runterfährt oder bestimmte Entscheidungen für sich trifft. Dazu auch mehr im Kapitel »Und jetzt – was tun?« (Seite 171).

Immer wieder Schnupfen oder Nierenbeckenentzündung

Auch die Infektneigung ist ein sehr häufiges Symptom in meiner Praxis, das ebenfalls auf einen Nieren-Chi-Mangel zurückzuführen ist. Oft sind es die sehr beanspruchten Väter oder die Mütter mit Doppelbelastung, die immer wieder erkältet sind – und das nicht nur, weil sie sich bei ihren Kindern anstecken. Im Gegensatz zu früher brauchen sie auch mittlerweile nicht mehr Tage, sondern Wochen, um einen Infekt zu überwinden. Natürlich kann man das schulmedizinisch mit einer Blutabnahme abklären und über Vitaminmangelzustände oder Immundefizite sprechen. Ich erkläre es meinen Patienten lieber plastisch als einen Nieren-Chi-Mangel oder noch einfacher und ganz »unchinesisch«: Wenn man ständig zu viel Energie verbraucht und zu wenig regeneriert, geht es an die eigene Substanz.

Die meisten Patienten beruhigt es schon, wenn man ihnen auf diese Art und Weise vermitteln kann, dass sie eigentlich kerngesund sind und dass es vielen anderen in derselben oder ähnlichen Situation auch so geht.

Lebensnotwendige Ruhe

Früher als Kind oder Jugendlicher konnte man sich mal eine Woche ins Bett legen und den Infekt auskurieren. Das geht jetzt (oft vermeintlich) nicht mehr, man schleppt die Erkältung mit sich herum, und die Substanz wird immer weiter angegriffen. Schulmedizinisch droht dann die Herzmuskelentzündung. Diese Fälle sitzen jedes Jahr vor Weihnachten in meiner Praxis. Ich empfehle dann, wenn sie irgendwie möglich sind, Auszeiten, erteile striktes Sportverbot und unterstütze den Lebensenergieaufbau durch Akupunktur. Ich hatte allerdings einen Patienten, der jede Untersuchung durch einen Herzspezialisten ablehnte und sich auch nicht an die von mir verschriebene Bettruhe hielt. Er starb kurz darauf mit Herzversagen nach einer Herzmuskelentzündung.

Dramatisch wird die häufige Infektneigung auch, wenn es nicht um »harmlose« Erkältungen, sondern um Nierenbeckenentzündungen geht. Eine Patientin, geschieden, mit einem elfjährigen Sohn: Ihr Mann lebt in Dortmund und versucht über den

Sohn, Macht und Kontrolle über seine Exfrau zu behalten. Er hält sich nicht an Absprachen, zwingt sie, den Sohn alleine in den Zug zu setzen, weil er angeblich keine Zeit hat, ihn abzuholen. Das geht seit zwei Jahren so. Und diese Situation geht meiner Patientin im wahrsten Sinn des Wortes so an die Nieren, dass sie seit der Trennung mit einer chronischen Nierenbeckenentzündung (ja, zufällig ist es hier auch die organische Niere), begleitet von ständigen Blasenentzündungen, Nachtschweiß und noch so einigen anderen Symptomen, kämpft – was ihr Leben extrem belastet.

Westen und Osten sind sich einig

Witzigerweise sind die chinesischen Vorstellungen des Nieren-Chi fast deckungsgleich mit denen des Westens – daher heißt es ja auch bei uns »Das geht mir an die Nieren!«.

Diese Redewendung geht bis ins Mittelalter zurück. Die Niere galt damals als Sitz der Lebenskraft, der Gemütsbewegungen im Allgemeinen und des Geschlechtstriebs im Besonderen. Die Niere stand, genau wie das Herz, sinnbildlich für das gesamte Innere des Menschen, daher ja auch der Ausspruch »auf Herz und Nieren prüfen«. Den findet man übrigens schon in der Bibel in Psalm 7.10: »Lass der Gottlosen Bosheit ein Ende werden und fördere die Gerechten; denn du, gerechter Gott, prüfst Herz und Nieren.« Geprüft wurde also das tiefste Innere des Menschen. Und wenn etwas an die Nieren ging und geht, dann war und ist der Gemütszustand oder gar die Lebenskraft beeinträchtigt.

Diese Parallelität finde ich faszinierend. Auch wenn wir heute vieles gerne mit der Bezeichnung »Das ist ja wie im Mittelalter« als völlig überkommen abtun, es gibt eben auch Erkenntnisse, die bis heute zutreffen und die zu Unrecht in Vergessenheit geraten sind. Wenn nach 2000 Jahren auf zwei verschiedenen Kontinenten unabhängig voneinander dasselbe behauptet wird, muss etwas Wahres dran sein. Wobei natürlich die Wahl der Heilmittel inzwischen ein wenig differenzierter ist, wie das folgende Beispiel zeigt.

Die Niere als Sitz der Sexualität …

Wie oben beschrieben, galt die organische Niere auch als Sitz des Geschlechtstriebes. Daher war es damals üblich, Ehebrechern die Nieren herauszuschneiden, um damit den Trieb einzudämmen – was sicherlich gewirkt hat, denn ohne Nieren hatten die Betroffenen ganz andere Probleme.

Dass der Geschlechtstrieb aber im Funktionskreis der Niere liegt, sahen und sehen die Chinesen ähnlich – nur dass sie zu anderen Maßnahmen greifen, zum Beispiel zur Akupunktur. Ich muss da immer an den Fall eines 30-jährigen Patienten denken, der eine neue Freundin hatte und mich bei einem Besuch so ganz nebenbei fragte, ob ich nicht etwas machen könne, er komme immer zu früh und das sei sehr belastend für die Beziehung. Also habe ich ihm bei der nächsten Akupunktur, zu der er ohnehin aufgrund anderer Beschwerden kam, sein Nieren-Chi gestärkt. Bis er nach ein paar Terminen meinte: »Sie können wieder aufhören, meine Freundin findet, es reicht jetzt!«

… wird total unterschätzt

Übrigens ist Sexualität ein völlig unterschätztes Thema beim Hausarzt. Mag dies teilweise am Schamgefühl liegen, ist es dennoch bedauerlich, da die meisten Menschen nicht verstehen, welch große Rolle Sexualität im medizinischen Körper-Seele-Geist-Aspekt spielt. Dabei steht zum Beispiel die sexuelle Lustlosigkeit als Symptom bei depressiven Beschwerden, zusammen mit Schlaflosigkeit, Rückenschmerzen und Kopfschmerzen, gleich an oberster Stelle. Der junge Mann mit ständigen Überstunden, auf der Karriereleiter kämpfend und womöglich noch ständig unterwegs, verspürt überhaupt keine Lust mehr, weder mit seiner Freundin noch mit sich selbst. Das ist keine Beziehungskrise. Er muss diese Lustlosigkeit als Symptom seiner völligen Überforderung und des Verbrauchs seines Energielevels begreifen. Seine Probleme liegen nicht an der Freundin und selbst die Einnahme von Viagra würde hier ganz sicher nicht helfen. Plakativ sage ich diesen jungen Männern manchmal, sie sollen auf ihr bestes Stück hören, das sei oft intelligenter, als sie glauben.

Ein ganz anders gelagerter Fall: Ein bisexueller Patient, den ich schon sehr lange betreue, kam nach langer Zeit mal wieder in die Sprechstunde mit einer Sehnenscheidenentzündung im rechten Arm und Schmerzen, die bis in die Schulter zogen, sowie Schmerzen im unteren Rücken. Eigentlich wollte er von mir nur eine Überweisung zum Orthopäden. Auf meine Nachfrage, was denn so in seinem Leben los sei, erzählte er, dass er seit Monaten unter Schlafstörungen leide und daher nicht mehr mit seinem Lebenspartner in einem Zimmer schlafe. Außerdem beklagte er sich auch über zunehmende Unlust, über die sich sein Partner auch schon beschwert habe. Von mir wollte er daher gerne für den kurz bevorstehenden Urlaub ein Rezept für Viagra erhalten. Da wir schon so offen sprachen, fragte ich ihn, ob er allgemein keine Lust auf Sex habe oder nur nicht auf seinen Partner. Dabei kam heraus: Wegen seiner Schlafstörungen masturbierte er jeden Abend im Schnitt fünfmal hintereinander, um danach besser einzuschlafen! Dieser Patient litt nicht an sexueller Unlust, sondern hatte ein Problem mit seinem Partner. Und sein körperliches Symptom der Sehnenscheidenentzündung entstand schlicht und einfach durch die mechanische Belastung seines rechten Armes durch täglich fünfmal Masturbation. Und sexuelle Überaktivität führt zu einem chronischen Nieren-Chi-Mangel, der ihm buchstäblich an die Substanz geht, was wiederum zu Hexenschüssen führen kann, wie in chinesischen Lehrbüchern häufig beschrieben.

Auch bei diesem Thema gilt es mal wieder, das rechte Maß zu finden. Ich erinnere mich gerne an eine Vorlesung im Fachbereich Urologie. Es war ein extrem heißer Tag im Juli, ein Großteil der Studenten war offenbar am Badesee. Also schlug der Dozent uns vor, dass wir entweder auch alle baden gehen und die wichtigen Themen im Buch nachlesen könnten oder uns mit ihm über das Thema Masturbation und deren Sinn zur Aggressionskontrolle unterhalten. Keiner ist gegangen. Seine Vorlesung schloss mit dem durch Studien belegten Rat an uns Studenten, mehrmals täglich zu masturbieren, um dem Prüfungsstress optimal zu begegnen. Das rechte Maß liegt also offenbar zwischen mehrmals und fünfmal täglich – und wahrscheinlich auch an der persönlichen Konstitution oder, um es mal wieder »chinesisch« auszudrücken, am individuellen Maß des Nieren-Chi. Auch wenn diese Anekdoten ein Augenzwinkern enthalten: Es ist mir ernst damit, dass Sexualität wichtiger Bestandteil eines gesunden Lebens ist. Ich komme darauf auch später noch zurück, wenn es beim Funktionskreis Milz/Magen um Kommunikation und Beziehungen geht.

Das Wichtigste auf einen Blick

Funktionskreis Niere

- Bei den Chinesen heißt es, dass man mit einem gewissen Maß an Nieren-Chi, die man auch als Lebensenergie bezeichnen kann, geboren wird.
- Die Redewendung »Es geht mir an die Nieren« stammt allerdings nicht aus der Traditionellen Chinesischen Medizin, sondern aus dem westlichen Mittelalter, in dem die Niere als Sitz der Lebenskraft, der Gemütsbewegungen und des Geschlechtstriebs galt.
- In der Theorie der TCM kann das Nieren-Chi von Geburt an niedrig sein oder wird durch Traumata oder durch Lebensumstände, in denen man sich zu viel zumutet und gleichzeitig zu wenig regeneriert, angegriffen, sodass ein Nieren-Chi-Mangel entsteht.
- Die Folgen können sein:
  - verstärkte Ängstlichkeit bis hin zur Depression,
  - aber auch Rückenschmerzen wie Hexenschuss oder Knieschmerzen,

- verstärkte Infektneigung vom Schnupfen bis zur Nierenbeckenentzündung.

- Sexuelle Lustlosigkeit kann auch am Nieren-Chi-Mangel liegen.
- Gleichzeitig kann sexuelle Überaktivität aber auch erst zu einem Nieren-Chi-Mangel führen.
- Die Diagnose des Nieren-Chi-Mangels kann anhand der Symptome und durch das Gespräch gestellt werden. Ich behandle mittels Akupunktur und bespreche mit dem Patienten lebensverändernde Maßnahmen (Ernährung, Bewegung etc.), durch die er selbst seine Energie stärken kann.

Die Luft bleibt dir weg

Wenn die Lunge gesund ist, und jetzt spreche ich von dem biologischen Organ, nicht dem chinesischen Funktionskreis, denkt man überhaupt nicht über sie nach. Dabei kann sie eine echte Zicke sein, wenn der Energiefluss des chinesischen Systems Lunge in Unordnung geraten ist. Die meisten Menschen hier im Westen glauben, Lunge habe nur etwas mit dem Thema Sauerstoffaufnahme zu tun, weil sie die Lunge nur als rein biologisches System betrachten. Tatsächlich geht es bei der Lunge im Sinn des Funktionskreises Lunge um Energie, weit über die reine Sauerstoffaufnahme hinaus. Und es geht um die Emotion Trauer, ein unbewältigtes Trauma oder darum, loslassen zu können.

Wenn sich die Lunge immer wieder entzündet

So wie die Niere mit Angst verbunden ist, ist die Lunge also mit Trauer verbunden oder mit dem Nicht-loslassen-Können. Wie bei einer jungen, bildhübschen, als Modedesignerin erfolgreichen Patientin, die mit einer Lungenentzündung zu mir kam und schon kurz darauf mit der nächsten. Kommt jemand zum ersten Mal mit einer Lungenentzündung zu mir, hake ich natürlich nicht nach, das kann vorkommen. Aber beim zweiten Mal wurde ich hier stutzig und bohrte etwas nach. Und schließlich stellte sich heraus, dass sie ein Jahr zuvor von ihrem Freund vergewaltigt und verprügelt worden war und sich nie mit diesem Thema auseinandergesetzt hatte.

Eine andere Patientin, Künstlerin, 75 Jahre alt, entwickelte plötzlich Asthma. Vor drei Jahren hatte sie ihre Mutter beerdigt, die an Alzheimer gestorben war. Jetzt wurden bei ihrem Mann die ersten Anzeichen von Alzheimer diagnostiziert. Dass meine Patientin genau zu diesem Zeitpunkt Asthma entwickelte, halte ich nicht für einen Zufall. Selbstverständlich behandelte ich das Asthma auch schulmedizinisch, aber ich fragte nach und versuchte mit ihr gemeinsam die Zusammenhänge zu erarbeiten, indem ich ihr das System erklärte, die Verbindung von Trauer und Loslassen. Die Erkrankung ihres Mannes dockt an den Tod ihrer Mutter an und löst das Asthma aus. Ob man das nun psychosomatisch nennt oder eine Fehlfunktion des Funktionskreises der Lunge, spielt keine Rolle. Wie in diesem Fall gelingt es mir aber auch in ähnlichen Fällen mit einfach nachzuvollziehenden Erklärungen oft, die Tür zu öffnen. Die Patienten fühlen sich verstanden und sind bereit, den Weg weiterzugehen.

Vor einiger Zeit kam die 38-jährige Mutter einer zweijährigen Tochter zu mir, die zum zweiten Mal schwanger war und seit sieben Wochen hustete. Sie wollte in zwei Monaten mit ihrem Mann in die USA auswandern. Während der Untersuchung und des ersten Gesprächs wunderte ich mich, dass die Patientin dem derzeitigen Wahnsinn in ihrem Leben und ihren Symptomen gegenüber sehr distanziert war, mir lächelnd begegnete und nur etwas gegen ihren Husten haben wollte. Da sie Akupunktur von der letzten Schwangerschaft noch kannte und sie ihr gutgetan hatte, akupunktierte ich sie. Als ich dabei ihren Lungenpunkt am Brustbein nur berührte, fing sie sofort an zu weinen und erzählte mir im anschließenden Gespräch, dass vor fünf Jahren ihre kleine Schwester an Leukämie gestorben war.

Ein Problem beim Themenkreis Lunge besteht natürlich darin, dass Trauer und Loslassen noch deutlich tiefer gehen und noch persönlicher sind als beispielsweise das Thema Energiemangel. Und wenn dann ein neuer Patient, eine neue Patientin vor mir sitzt, wild hustet und Atemnot hat und ich, als wildfremder Mensch, ihn frage: »Was ist Ihnen denn in Ihrem Leben passiert?«, dann finden das viele natürlich zunächst eher befremdlich. Aber ich stelle diese Frage schließlich nicht einfach so. Ich schaue mir den jeweiligen Patienten an, während er seine Symptome schildert, und verhandele mit mir selbst, ob ich ihn oder sie nun nur schulmedizinisch behandeln oder ihn gleich einmal emotional »angreifen« soll. Der große Vorteil einer so direkten Frage ist: Denjenigen, den ich nicht sofort damit vergraule – was wirklich selten passiert –, der ist ganz schnell beim Thema. Und dann kann ich beispielsweise den Lungen-Chi-Mangel erklären – und bin wieder bei einem leicht zu verstehenden Erklärungsmodell.

Atem ist Leben

Was bei der Lunge als Organ und der Lunge als chinesischem Themenkreis manchmal zu Verwirrung führt: Atem ist bei beiden wichtig.

Aber während es bei der biologischen Lunge um Sauerstoffaufnahme und -verarbeitung geht, führt das chinesische Lungensystem viel weiter – übrigens auch das Thema »Atem« bei den Yogis. »Leben ist Atem. Atem ist Leben«, schreibt der buddhistische Marathonläufer Sakyong Mipham. Ein schöner Satz, um die Praktikabilität des Themas, weg von aller Spiritualität oder Esoterik, zu veranschaulichen.

Wenn ich meinen Patienten vom Funktionskreis Lunge und den damit zusammenhängenden Emotionen erzähle, kann ich praktisch immer beobachten, wie sie sofort anfangen, tief einzuatmen. Es ist völlig faszinierend, wie die Lunge bei jeder Emotion sofort mitmacht. Ich fordere Patienten auch dazu auf, sich zu Hause einmal etwas Zeit zu nehmen, sich ins Bett zu legen, die Augen zu schließen und sich verschiedene Emotionen vorzustellen. Die Lunge ist sofort dabei: Bei Schreck zieht sie sich zusammen, bei Freude geht sie auf. Bei Angst verengt sie sich. Das ist wirklich spannend. Genau genommen ist das übrigens ein wunderbares Beispiel dafür, was man unter Psychosomatik verstehen muss. Dieser Begriff setzt sich schließlich aus den altgriechischen Wörtern »Psyche« für Atem, Hauch und Seele (bezeichnenderweise EIN Wort für Atem und Seele!) und »Soma« für Körper, Leib und Leben zusammen.

Genauso, wie der Körper reagiert, wenn er ein psychisches Problem hat, kann man daher auch umgekehrt über den Körper den Geist und die Seele beeinflussen. Und so wie Emotionen den Atem beeinflussen, kann man über den Atem Emotionen beeinflussen. Deswegen ist auch die Atmung beim Yoga oder in der Meditation ein so wichtiges Thema. Mehr dazu im Kapitel »Und jetzt – was tun«?

Die zweite Schwangerschaft – und die Lunge streikt

Warum auch immer, aber ich erlebe häufig, dass die zweite Schwangerschaft bei Frauen eine Zeit ist, in der sie sich plötzlich verstärkt mit der familiären Vergangenheit auseinandersetzen. Wenn dann damit auch ein nicht wirklich verarbeitetes Trauerthema verbunden ist, kann die Lunge streiken. Dazu, neben dem schon oben geschilderten Fall, zwei Beispiele: Eine Zahnmedizinerin, deren Mutter seit über drei Jahren an einer qualvollen Krebserkrankung litt, hatte in der ersten Zeit der Erkrankung ihrer Mutter schon zwei Lungenentzündungen gehabt. Dann wurde sie zum zweiten Mal schwanger und stand prompt mit der nächsten Lungenentzündung in meiner Praxis. Natürlich konnte ich sie auch in der Schwangerschaft nadeln und damit das Rasseln und das asthmatische, schmerzhafte Keuchen lindern. Ich war aber davon überzeugt, dass sie eine unterstützende Psychotherapie zur Trauerbewältigung bräuchte, die sie jedoch nicht machen wollte, solange ihre Mutter so krank war. Erst nach dem Tod der Mutter konnte sie sich selbst erlauben, eine Psychotherapie zu beginnen.

Eine andere Patientin bekam in ihrer zweiten Schwangerschaft plötzlich eine Lungenembolie, die natürlich schulmedizinisch behandelt werden musste. Danach haben wir uns darüber unterhalten, und ich fragte vorsichtig nach. Heraus kam, dass die Patientin bereits in sehr jungen Jahren beide Eltern verloren hatte – ein Schatten, den ich bei dieser jungen, zarten, aber strahlenden Frau nie erwartet hätte. Ich empfahl ihr eine Psychotherapie, bei der auch das Thema Trauer ganz deutlich herausgearbeitet wurde. Seitdem hatte sie kein Lungenproblem mehr.

Funktionskreis Lunge

- Auch wenn es im chinesischen Funktionskreis Lunge in der Hauptsache um das Thema Atem geht, ist auch hier nicht primär das westliche Organ Lunge betroffen.
- Im Funktionskreis Lunge geht es vielmehr um die Aufnahme von Energie (durch den Atem), weit über die reine Sauerstoffaufnahme hinaus.
- Zum Funktionskreis Lunge gehören auch die Themen Trauer und unbewältigte Traumata beziehungsweise die Unfähigkeit, etwas oder jemanden loszulassen.
- Dass Atem und Emotion eng zusammenhängen, kann jeder Mensch an sich selbst beobachten. Erschrecken oder Angst führen zum Anhalten des Atems, Genuss und Erleichterung zum langsamen Ausatmen.
- Folgen einer Störung im Funktionskreis Lunge können sein:
  - wiederkehrende Lungenentzündung,
  - Asthma bronchiale,
  - oder sogar eine Lungenembolie.

Der Spießer schlägt dir auf den Magen

Hier sind wir endlich beim Spießer angelangt: Neben der Lunge ist Milz-Magen der zweite Funktionskreis, um die Lebensenergie wieder aufzufüllen. Die Chinesen nennen diesen Funktionskreis auch die Mitte, bei dem es darum geht, ob du mit deinen Energien in deiner Mitte bist, geistig flexibel, voller Energie oder wie ein Fähnchen vom kleinsten Ereignis umgepustet wirst.

Die Rolle von Milz-Magen als Mitte

Es gibt bei Milz-Magen zwei wichtige Themen, um die Mitte zu stärken oder zu schädigen. Das erste ist die Ernährung. Falsche Ernährung entzieht der Mitte Energie. Ernährt man sich ausschließlich von Süßigkeiten, Weizen- und Milchprodukten und/oder trinkt auch noch zu viel Alkohol, kommt man morgens nicht aus dem Bett, ist immer müde und geistig unflexibel. Durch ausgewogene Ernährung kann man die Mitte stärken.

Beim zweiten Aspekt sind wir endlich beim Spießer angelangt. Man kann sein Milz-Magen-System oder seine Mitte auch stärken durch einen ausgeglichenen Lebensrhythmus, kleine Rituale und stabile Beziehungen. Dein Körper ist eben ein Spießer. So wie ein kleines Baby alle drei Stunden etwas essen und alle sechs Stunden schlafen muss, damit es gesund bleibt und keine Blähungen hat, nicht unleidig ist und schreit, so sehnt sich auch unser erwachsener Körper immer nach Rhythmus und Ritualen.

Ganz schlecht für Milz-Magen ist ein ganz hipper Lifestyle mit heute hier und morgen da, der Forderung nach stets abrufbarer Spontanität und Flexibilität, unregelmäßiger und achtlos zusammengestellter Ernährung, fehlenden Ritualen und ständig wechselnden oder nur oberflächlichen Beziehungen zu anderen Menschen. Dieser Zeitgeist ist der absolute Horror für Milz-Magen.

Diesen Zusammenhang können meine Patienten sehr schnell verstehen. In ihrem Vorwort hat meine Redakteurin Stephanie Bräuer schon erwähnt, dass sie mit einer schwarzen Haarzunge zu mir kam – ein ziemlich typisches Milz-Magen-Symptom, das sich mit der Akupunktur der entsprechenden Punkte und der Einsicht der Patientin, dass sie ein paar Stellschrauben in ihrem Alltag ändern sollte, schnell beseitigen ließ. Mein Erklärungsmodell und der Satz »Sie müssen verstehen: Ihr Körper ist ein Spießer« waren offensichtlich so überzeugend, dass sogar dieses Buch daraus entstanden ist.

Die Rebellion des Milz-Chi braucht keinen Arzt

Auch wenn, wie ich ja bereits beschrieben habe, die chinesischen Funktionskreise nicht mit den biologischen Organen gleichzusetzen sind, haben natürlich sowohl Milz-Magen als auch Darm unmittelbar mit dem Thema Ernährung zu tun. Und »Fehler im System« können daher sowohl den TCM-Funktionskreis als auch den biologischen Bereich unseres Verdauungssystems betreffen. Selbstverständlich gibt es unzählige organische Ursachen für Magen-Darm-Beschwerden, die im Zweifelsfall ausgeschlossen werden müssen, durch Befragung, durch Ultraschall, durch Blutabnahme. Etwa 20 Prozent meiner Patienten kommen jedoch mit unspezifischen Magenschmerzen oder Darmproblemen zu mir, die keiner körperlichen Abklärung bedürfen. Da ist der junge Unternehmensberater, der keinerlei Rhythmus hat, von einem Ort zum anderen jettet, unregelmäßig isst, während Projektarbeiten kaum schläft, mal ganz abgesehen von der körperlichen und psychischen Anstrengung. Der hat einerseits einen Leber-Chi-Stau (siehe »Die Laus über der Leber«, Seite 145). Und dieser Chi-Stau kann dann, da ja alle Organe zusammenhängen, zu einem rebellierenden Magen-Chi führen. Und seine unregelmäßige (und meist unausgewogene) Ernährung verstärkt, ausgehend von der »Mitte«, den Leber-Chi-Stau noch zusätzlich. Gut, das klingt kompliziert.

Bildlich kann man sich das ganz einfach vorstellen: Wir nehmen Energie in Form von Nahrung durch den Mund auf, die dann durch unseren gesamten Körper nach unten wandert, bis alle Energie aufgebraucht ist und der Rest in die Toilette wandert.

Wenn aber die Energie gestaut ist und dadurch das Magen-Chi quasi rebelliert, geht die Energie in die falsche Richtung, und das führt zu Sodbrennen und Erbrechen. Eigentlich brauchen solche Patienten keinen Arzt. Ändern sie etwas an ihrem Leben, geht es ihnen sofort besser.

Auch chronischer Durchfall gehört meist in den Bereich der Milz-Magen-Schwäche, insbesondere wenn er relativ kurz nach dem Essen auftritt. Auch hier normalisiert sich der Stuhlgang sehr schnell durch einen regelmäßigeren (spießigeren) Lebensrhythmus, inklusive eines regelmäßigen, gesunden Essverhaltens, fast immer ohne die Notwendigkeit irgendeiner diagnostischen Abklärung wie einer Magen-Darm-Spiegelung und ohne jegliche Verordnung von Medikamenten.

Trennung kann gesund sein

Ein häufiges Symptom der Milz-Magen-Schwäche, gerade bei Frauen, ist allerdings auch die Obstipation (starke Verstopfung). Schon unter dem Thema »Lunge« habe ich über das Nicht-loslassen-Können geschrieben. Beim Thema Milz-Magen ist damit allerdings nicht die Trauer, sondern die mangelnde Fähigkeit des Loslassens, im Sinne von auch mal »Nein« sagen, gemeint. Dazu ein relativ typischer Fall einer jungen Patientin im Teenageralter: Ich hatte sie schon mehrmals wegen immer wiederkehrender Nackenverspannungen akupunktiert. In den Phasen der Akupunktur war sie dann auch beschwerdefrei und allen schulischen Herausforderungen gewachsen. Hatte ich sie aber länger nicht gesehen – entgegen meinen Ratschlag machte sie immer noch keinen Sport oder hatte sich eine andere Form des Ausgleichs gesucht –, litt sie unter Konzentrationsschwierigkeiten, Schlafstörungen und natürlich wieder den Nackenverspannungen. Eines Tages rief mich ihre Mutter an, weil sie sich große Sorgen um ihre

Tochter machte, die seit zehn Tagen keinen Stuhlgang mehr hatte und (natürlich) ziemliche Bauchschmerzen. Bevor sie ihre Tochter zum Einlauf in die Notaufnahme eines Krankenhauses fuhr, bat ich sie, doch erst einmal in der Praxis vorbeizukommen. Als ich mit der Tochter alleine war, fragte ich sie ganz direkt, was denn los sei in ihrem Leben. Und schon war das Problem gefunden: Sie hatte seit vier Monaten ihren ersten Freund, der auch gerne mit ihr schlafen wollte. Sie allerdings war gar nicht richtig verliebt in ihn, wollte also eigentlich nicht einmal mehr mit ihm zusammen sein, geschweige denn mit ihm schlafen. Aber sie traute sich nicht, mit ihm Schluss zu machen, weil sie Angst hatte, ihn zu verletzen. Das ist eine typische Milz-Magen-Situation: nicht loslassen im wahrsten Sinn des Wortes. Ich löste mit einer Akupunktur ihre Blockaden, stärkte ihr Milz-Magen-Chi, überzeugte sie aber parallel davon, dass sie sich von ihrem Freund trennen müsse. Sie sollte lernen, ihrem Gefühl zu folgen. Und dann konnte sie auch wieder – ganz ohne Einlauf – auf die Toilette.

Stärkung von Milz-Magen durch Ernährung

Die Diätetik gilt in China (wie übrigens auch in Indien, Stichwort »Ayurveda«) als wichtiger Bestandteil der Erhaltung und Wiederherstellung von Gesundheit. Nahrungsmittel und Heildrogen gehören zur selben Energiequelle. Das Wissen um die Ernährung gehört (beziehungsweise leider inzwischen auch dort oft: gehörte) anders als bei uns zum ganz alltäglichen Allgemeinwissen. Neben der eigentlichen Funktion der Versorgung mit lebensnotwendigen Stoffen und Energie hat die Ernährung in der TCM noch eine weitere wichtige Funktion: Sie verhindert die Entstehung von Krankheiten. Ernährungsfehler sind konsequenterweise häufig für die Entstehung von Krankheiten verantwortlich. Eine entsprechende Ernährung ist dann immer Bestandteil der Therapie. Ist ein Milz-Chi-Mangel durch Ernährungsfehler entstanden, äußert sich das durch Erschöpfung, Müdigkeit, Muskelschwäche, Appetitmangel, Blähungen und breiigen Stuhl sowie Krampfadern, Leistenbrüchen und Hämorrhoiden.

Über die richtige Ernährung kann also jeder ganz alleine, sogar mindestens dreimal am Tag, seine Gesundheit unterstützen oder sich sogar heilen, bei jeder Mahlzeit. Das klingt einfach, ist es aber nicht, wenn man sich ansieht, wie viele gesundheitliche Probleme durch falsche Ernährung entstehen, einmal ganz abgesehen von den Millionenumsätzen der Diätindustrie.

Die Ernährungslehre der TCM, mit der Organuhr und den fünf Elementen, ist eine sehr effektive Methode der gesunden Ernährung. Die schon erwähnte Ernährung nach den Richtlinien des Ayurveda ist ebenso gesunderhaltend und gesundheitsfördernd. Zu beiden Themen gibt es ausreichend gute Bücher. Aus diesem Grund widme ich mich diesem Thema auch im Kapitel »Und jetzt – was tun?« (siehe Seite 171) nur im Groben. Was mir aber jetzt schon wichtig ist: Diätvorschläge wird es bei mir nicht geben. Denn das Einzige, was ich dazu sagen kann: »Hört auf mit den unsinnigen Diäten!«

Schluss mit Diäten

Viele Menschen sind völlig verunsichert, welche Ernährung generell oder individuell für sie gesund ist. Und dann kommen diese Lifestylediäten! Es ist doch völlig sinnentfremdet, eine Neandertalerdiät durchzuführen oder sich für Hunderte von Euro ein angeblich persönliches Stoffwechselprofil erstellen zu lassen, um dann zu erfahren, was man in drei Wochen um acht Uhr morgens zu sich nehmen sollte. Das Ergebnis erhalten die Patienten in einer schicken Mappe. In diesen Unterlagen erfahren sie dann, dass sie in den nächsten Wochen vor allem auf Dinge, die sie bisher regelmäßig zu sich genommen haben, wie Zucker, Milchprodukte, Weizen und so weiter, verzichten sollen. Tatsächlich setzen sich die meisten Leute in diesem Moment zum ersten Mal wirklich damit auseinander, was sie eigentlich überhaupt zu sich nehmen und auch wann sie es zu sich nehmen. Das ist ja an sich nicht schlecht, vor allem, wenn sie dann die Empfehlung, regelmäßig zu essen und oben genannte Dinge nicht zu oft zu sich zu nehmen, auch beherzigen – und sich schon nach relativ kurzer Zeit deutlich wohler fühlen. Nur – diesen Effekt kann man auch ohne teures Stoffwechselprofil erreichen.

Es zeigt sich, dass wir hier in Deutschland in einem Überfluss an Möglichkeiten und des täglichen Wohlstandes leben, sodass die meisten Menschen eine Art Beschränkung in den Lebensgewohnheiten geradezu herbeisehnen, um das Gefühl zu haben, etwas Gutes für sich zu tun. Das führt dazu, dass man von Freunden, die man zum Essen einlädt, plötzlich erfährt, dass der eine gerade keine Kohlenhydrate möchte, der andere Gluten nicht isst, der Nächste auf sonst irgendetwas verzichtet. Gar nicht zu sprechen von dem Freund, den man seit Jahrzehnten kennt und der plötzlich zum Veganer konvertiert ist. In jedem Fall wird der Teller Pasta, den man seit Jahrzehnten im Freundeskreis mit Freude gemeinsam genossen hat, plötzlich argwöhnisch beäugt. Besucht man Freunde und wird aufgefordert, sich selbst am Kühlschrank zu bedienen, erschrickt man vor der Leere.

Tatsächlich bin ich irgendwann über einen Ernährungspsychologen gestolpert, der seit zehn Jahren dieses Phänomen untersucht. Leider habe ich seinen Namen vergessen, aber ich kann mich noch gut an seine Aussagen erinnern: Er ist davon überzeugt, dass die meisten Menschen überfordert sind, nicht damit umgehen können, dass uns die Welt offensteht, dass wir hier bei uns alle Möglichkeiten haben. Sie brauchen Beschränkungen und Selbstkasteiung, um glücklich sein. Das ist wirklich erschreckend.

Die Chinesen – obwohl sie damals sicher keine Ahnung von Gluten und Laktose hatten – haben schon vor Tausenden von Jahren festgestellt, dass Milchprodukte die Meridiane verkleben lassen, zu viel Zucker eine Milz-Magen-Schwäche verursacht. Und dass eine Milz-Magen-Schwäche wiederum dazu führt, dass man richtig stinkig wird, wenn man nachmittags nichts Süßes bekommt. Und dass man, gibt man dann dem Drang nach Süßem nach, schnell wieder müde wird. Sie haben das also energetisch schon vor 2000 Jahren erklärt. Und dass man besser abnimmt, wenn man regelmäßig zu bestimmten Zeiten – statt ständig unkontrolliert – isst. Diese Forderung nach Regelmäßigkeit findet sich ja auch in vielen Diäten, dazu brauche ich kein individuelles Stoffwechselprogramm. Bei der Regelmäßigkeit sind wir wieder beim Spießer. Das wäre doch mal eine Diät: Abnehmen durch Spießertum.

Aus dem Reich unserer Mitte

Es ist kein Thema, über das man gerne spricht. Und es ist ein rein biologisches Thema, kein »chinesisches« – passt aber perfekt an diese Stelle: Unser Darm, dem nicht umsonst inzwischen auch in der breiten Öffentlichkeit große Aufmerksamkeit gewidmet wird. Die Oberfläche unseres Dickdarms ist größer als 300 Quadratmeter, das entspricht in etwa einem Tennisplatz. Er ist somit quasi das größte Organ des Menschen, das sich mit der Außenwelt auseinandersetzt. Mittlerweile weiß man, dass in unserem Darm mehr Bakterien siedeln, als wir Körperzellen besitzen: circa 100 Millionen Keime, unterteilt in mehr als 150 verschiedene Arten. Sie alle haben wichtige Aufgaben unter anderem für das Immunsystem des menschlichen Körpers: Etwa 80 Prozent aller Immunzellen des Körpers warten hier darauf, Eindringlinge zu bekämpfen.

Außerdem stellt der Darm nach Gehirn und Rückenmark die größte Ansammlung von Nervenzellen im menschlichen Körper dar und produziert auch etwa 80 Prozent des körpereigenen Serotonins, des »Glücklichmacher«-Botenstoffs. Unsere Darmbakterien sind also eng mit dem Immunsystem und dem Nervensystem verbunden. Die Wissenschaft hat gerade erst damit begonnen, die Zusammenhänge von Darmflora und Gesunderhaltung oder Erkrankung des Immunsystems, des Nervensystems und sogar der Psyche zu verstehen.

Bakterien sind oft die Guten

So weiß man beispielsweise, dass Kinder, die per Kaiserschnitt auf die Welt kommen, in den ersten sechs Lebenswochen eine andere Bakterienbesiedlung im Darm entwickeln als Kinder, die auf natürlichem Weg geboren werden. Die Kaiserschnittkinder erkranken signifikant häufiger an den sogenannten atopischen Erkrankungen (Neurodermitis, Heuschnupfen und Allergien). Gibt man diesen Kindern nun unmittelbar nach der Geburt über die Nahrung Vaginalkeime (die sie ja bei der natürlichen Geburt erhalten hätten), entwickelt sich ihre Darmflora wie bei natürlich geborenen Kindern und sie erkranken seltener an den oben genannten Krankheiten. Diesen Zusammenhang kennt man seit Jahrzehnten.

Mittlerweile werden außerdem, beispielsweise bei chronisch-entzündlichen Darmerkrankungen (Morbus Crohn oder Colitis ulcerosa), Stuhltransplantationen durchgeführt. Das heißt, der gesunde Ehepartner des Erkrankten kommt in die Klinik mit im Eimer gesammeltem Stuhlgang, der dann während einer Darmspiegelung in den Darm des kranken Partners appliziert wird.

Das klingt erst einmal mittelalterlich oder einfach nur eklig, ist aber effizient, denn die Patienten benötigen weniger Cortison oder müssen seltener operiert werden. Mittlerweile gibt es sogar erstaunliche Hinweise darauf, dass Stuhltransplantationen einen positiven Effekt zum Beispiel auf Autismus oder multiple Sklerose haben könnten.

Spannenderweise zeigt sich im Tierversuch, dass Mäuse mit sterilem Darm verhaltensauffällig sind und keinerlei Angstreaktionen kennen, die aber oft lebensnotwendig sind. Führt man ihnen dann mit der Nahrung Bakterien der Artgenossen zu, legen sich die Verhaltensauffälligkeiten.

Mittlerweile kann man in Untersuchungen schon sehr differenziert die Darmflora eines Patienten bestimmen und entsprechende Ernährungsempfehlungen abgeben sowie Prä- und Probiotika einsetzen. Derzeit überschlagen sich die Forschungsergebnisse auf diesem Gebiet und die Therapie wird schon bald noch sehr viel differenzierter möglich sein. Ich finde dieses Thema aber so spannend, dass ich es unbedingt erwähnen wollte.

Der Rhythmus und die Zunge

Wir kommen wieder zum Spießer. Ein fehlender Lebensrhythmus schädigt Milz-Magen. Doch manche Patienten verstehen gar nicht, was ich damit meine – oder wollen es nicht verstehen. Dann lasse ich mir ihre Zunge zeigen, denn die lügt nicht.

Wenn ein Patient eine Zunge mit einem ziemlich breiten, flachen Belag hat und man außerdem seitlich die Zähne abgedrückt sieht, dann ist das ein Zeichen für eine Milz-Magen-Schwäche. Probieren Sie es beim nächsten Abendessen mit Freunden einmal aus. Jeder streckt seine Zunge raus und Sie werden sehen: Die Zungen derer, die keinen Rhythmus haben, sind dick und weisen Zahnabdrücke an den Rändern auf. Und je stärker die Zahnabdrücke ausgebildet sind und je länger es diese Symptome schon gibt, umso typischer die weiteren Symptome – derentwegen die Patienten eigentlich zu mir kommen: Müdigkeit, leichte Gewichtsprobleme, Krampfadern, Leistenbrüche, Hämorrhoiden, Blähungen, Verstopfungen, Reizmagen. Ich würde sagen, diese Symptome haben etwa 20 Prozent aller meiner Patienten.

Ich finde es wunderbar, den Leuten klarzumachen, dass ihr Körper wie vor 30 000 Jahren bei Höhlenmenschen funktioniert. Unser Zeitgeist, der – gerade in der Stadt – vor allem »Tempo, Tempo, Tempo« und ständige Selbstoptimierung bedeutet, kollidiert heute mit den Bedürfnissen unseres Körpers. Wenn ich ihnen dann noch den Vergleich mit den Bedürfnissen kleiner Kinder, wie ich ihn oben beschrieben habe, schildere, fangen die meisten an zu verstehen.

Einen vernünftigen Rhythmus für sein Leben zu finden heißt ja nicht, dass man komplett aussteigen muss, wenn man sich wohler fühlen will, aber man muss sich wenigstens eigene Momente oder kleine Rituale schaffen. Die Patientin, die jeden Tag zwei- bis dreihundert Mails beantworten muss, der Manager, der um die Welt jettet – für diese kleinen Rituale bleibt immer Zeit. Man kann auch im Büro oder im Hotelzimmer Yoga machen oder meditieren oder sich sein eigenes Erholungsritual schaffen. So tankt man Milz-Magen wieder auf.

Müdigkeit

Sehr oft kommen Patienten in meine Praxis, weil sie chronisch müde sind, Konzentrationsschwierigkeiten haben, nachts nicht einschlafen, am Wochenende kaum etwas unternehmen – eben weil sie so müde sind – und eigentlich nur schlafen wollen. Sie kommen dann vorwiegend zur Abklärung einer von ihnen befürchteten Eisenmangelanämie oder einer Schilddrüsenunterfunktion, die ich auch selbstverständlich sofort durchführe, obwohl ich meist schon vermute, dass hier nicht die Ursache liegt. Einen klassischen Fall stellt eine Patientin von mir dar: Lifestylejournalistin, oberflächliches Milieu, viele Reisen, kaum Wertschätzung in einem stark von Konkurrenz geprägten Arbeitsumfeld, kein regelmäßiges Leben, ständig späte Abendessen, fehlender Ausgleich. Kurz: eine totale Milz-Magen-Schwäche – die dann langsam an die Substanz geht und zu einer Nieren-Chi-Schwäche führt. Quasi für einen ersten Energieschub kann ich diese Patientin akupunktieren. Danach liegt es an ihr, ihren Rhythmus in den Griff zu bekommen, sich kleine Rituale zu schaffen, Sport zu machen und sich so ganz selbstständig nach einiger Zeit wieder wohlzufühlen. Es ist eigentlich gar nicht so schwer.

Der Seele Zeit zum Tanken geben

Dem Tankvorgang der Milz muss man allerdings ein bisschen Zeit geben. Es gibt ja diesen wunderbaren Satz »Die Seele geht zu Fuß«. Auch wenn ich heute in sechs Stunden von München nach New York fliegen kann und nach drei Tagen wieder zurück. Zu dem Zeitpunkt, zu dem ich hier wie dort meine Koffer auspacke, bin ich doch noch gar nicht wirklich angekommen.

Und je älter man wird – ich spreche hier nicht vom Greisenalter –, desto langsamer wird die Seele, wenn man es so ausdrücken möchte. Früher bin ich selbst übers Wochenende an den Gardasee gefahren, am Montagmorgen um halb vier, vier Uhr früh wieder zurück, um spätestens pünktlich um halb acht Uhr bei der Visite dabei zu sein. Mittlerweile merke ich, dass ich immer mehr Zeit brauche, um anzukommen. Das ist blöd, aber es ist eben so. Es zu negieren macht krank. Und wenn man nun jemanden nimmt, der ständig um die Welt jettet!

Natürlich gibt es Berufe, bei denen man nicht viel am Tagesrhythmus ändern kann. Polizisten, die Nachtschichten fahren, Pflegepersonal, Gastronomie. Aber auch da sind kleine Ritualinseln wichtig – und die kann man sich immer schaffen, wenn man will. Stattdessen kommen aber eben viele in die Praxis und möchten, dass ich ihnen etwas gegen Eisenmangel, Vitamin-D-Mangel oder Depression verschreibe (was sie natürlich vorher alles schon gegoogelt haben). Dabei tanken sie einfach nicht regelmäßig – und empfinden es als viel schwerer, auch nur ein paar ihrer Gewohnheiten zu verändern, als ein paar Pillen zu schlucken. Es ist für viele so schwierig, einfach mal stehen zu bleiben, einfach einmal innezuhalten. Das finde ich übrigens ohnehin ein wunderschönes Wort: innehalten. Und auch hier ist das rituelle Innehalten wichtig, das regelmäßige, nicht nur der Notstopp, kurz bevor oder wenn es schon zu spät ist.

Gesunde Beziehungen

Ich habe schon oben erklärt, wieso Kommunikation und Beziehung zum Thema Milz-Magen gehören. Im Kapitel »Und jetzt – was tun?« (siehe Seite 171) werde ich noch einmal auf das Thema Kommunikation zurückkommen. Jetzt aber wieder zum Thema Beziehung, im Sinne von Liebesbeziehung. Denn diese Form der Beziehung ist nicht nur eine der wichtigsten in unserem Leben, sie hat auch sehr viel mit unserer Gesundheit zu tun. Leben bedeutet, in Beziehung zu sein mit Menschen.

Vor Kurzem kam eine etwa 40-jährige Patientin wegen einer starken Nebenhöhlenentzündung zu mir. Während ich ihr eine Spritze gab, plauderte ich nebenbei mit ihr und stellte ihr dabei die Frage, was denn die Liebe so mache. Sie meinte nur: »Nichts«, war von meiner Frage aber offensichtlich irritiert. Auf Nachfragen (ich kann das Nachbohren nicht wirklich lassen) erzählte sie mir, dass ihre letzte Beziehung 20 Jahre zurückliege, weil sie einfach zu hohe Ansprüche habe. Und überhaupt lege sie keinen großen Wert auf Beziehungen, auch Freundschaften. Ich ließ mir mein Entsetzen nicht anmerken, versuchte ihr, mithilfe der TCM zu vermitteln, dass Beziehungen extrem wichtig für die Gesundung und/oder Gesunderhaltung jedes Menschen sind. Dabei sind die Beziehungen, die wir mit anderen unterhalten, eng verbunden mit der Beziehung, die man zu sich selbst hat. Die sehr lange Beziehungslosigkeit dieser Patientin war für mich also kein Zustand, sondern ein Symptom.

Es erstaunt mich immer wieder, wie oft mir Patienten, attraktive, aktive junge Männer und Frauen, erzählen, wie unglücklich sie darüber sind, dass sie keinen Partner finden. Ich bin ja nun kein Paartherapeut, aber manchmal denke ich dann schon: »Warum wundert ihr euch? Ihr habt so ein schlechtes Verhältnis zu euch selbst. Klar findet ihr nicht den, den ihr braucht oder der zu euch passt.« Wer sich selbst nicht kennt und schätzt, kann auch andere nicht wirklich schätzen. Es gibt ein Buch, dessen Inhalt man gar nicht lesen muss, das aber den genau passenden Titel hat: »Liebe dich selbst und es ist egal, wen du heiratest«.

Für eine Beziehung ist es tatsächlich immens wichtig, darauf zu achten, dass man zunächst einmal eine gute Beziehung zu sich selbst hat. Dann kann man auch mitgehen, wenn sich der andere ein bisschen verändert, in eine andere Richtung geht, was ja auch sein muss. Wichtig ist nur, dass jeder abgeholt wird, mitgehen darf und mitgehen will. Dazu braucht es Kommunikation. Der Konflikt entsteht erst, wenn einer stehen bleibt.

Kommunikation ist Arbeit

Aber viele verdrängen einfach, dass Beziehung harte Arbeit und eben Kommunikation bedeutet. Zudem haben sich die Erwartungen an Beziehungen verändert. Früher hat kein Mensch erwartet, dass man 20 Jahre eine romantische Liebe lebt. Heute meinen aber alle, genau so müsse es sein. Und es ist ja auch schön, wenn man nach 20 Jahren noch romantische Momente hat, aber man wird es nie schaffen, zehn, 15, 20 Jahre mit jemandem zusammenzuleben und wirklich jeden Morgen neben diesem Menschen aufzuwachen und zu denken: »Das ist der schönste Mensch, den ich kenne, und ich habe Herzklopfen, wenn ich ihn nur sehe.«

Ganz sicher sitzen über zehn Prozent meiner Patienten nur bei mir, weil sie nicht dazu bereit sind, für eine Beziehung auch nur einen Schritt rückwärts oder zur Seite zu gehen. Und dann haben sie Symptome, die ich wegzaubern soll. Aber es gibt natürlich auch positive Beispiele: Neulich hat sich der Zwillingsbruder eines Patienten furchtbar für seinen Zwilling entschuldigt, weil dieser nun nicht mehr zur Akupunktur komme. Und zwar, weil er seiner Freundin nach Regensburg gefolgt sei. Ganz ehrlich: Es ist mir doch völlig egal, ob er noch zur Akupunktur kommt, wenn das der Grund dafür ist! Ich dachte nur: »Ach Gott, wie schön, genau richtig. Endlich jemand, der ein Commitment eingeht, nicht für den Job, sondern für eine Beziehung. Der braucht keine Akupunktur mehr.«

Funktionskreis Milz-Magen

- Neben der Lunge dient auch der Funktionskreis Milz-Magen der Wiederauffüllung von Lebensenergie.
- Die Chinesen nennen diesen Funktionskreis auch den der Mitte. Es geht darum mit den eigenen Energien »in der Mitte« also ausgeglichen zu sein, körperlich stark, geistig flexibel, aber seelisch stabil. Zum einen stärkt oder schwächt naheliegenderweise die Ernährung die Lebensenergie, zum anderen gehören in diesen Funktionskreis auch Themen wie Beziehung, Emotionen (»Loslassen«) und Kommunikation. Und besonders wichtig: »Der Körper ist ein Spießer«, das heißt, der Körper braucht Rituale und strukturierte Lebensführung, um Kraft zu tanken. Wie ein Baby.
- Im Funktionskreis von Milz-Magen entspringt auch unser Glück aus dem Umgang mit anderen Menschen.
- Störungen in diesem Funktionskreis können sein:
  - Magen- oder Verdauungsbeschwerden (deren Ursache aber nicht in den Organen Milz oder Magen liegt – um noch einmal daran zu erinnern, dass die Funktionskreise nichts mit den Organen direkt zu tun haben),
  - Müdigkeit,
  - Gewichtsschwankungen,
  - geistiges Phlegma oder Unwohlsein.
- Dieser Funktionskreis lässt sich vor allem durch Ernährung und einen ausgeglichenen Lebensrhythmus stabilisieren. Außerdem sollten bei Störungen in diesem Funktionskreis die eigenen Beziehungen sowie die Art und Weise, wie wir mit anderen kommunizieren, betrachtet werden.

- Nicht nur, aber insbesondere beim Thema Ernährung ist es wichtig, ebenfalls eine Art Mitte zu finden. Starre und übertriebene Diäten sind nicht der Schlüssel zu einem ausgeglichenen Milz-Magen-Chi. Ich versuche vielmehr, die »Lust zu essen« zu vermitteln.
- Passend zum Funktionskreis Milz-Magen geht es in diesem Kapitel tatsächlich auch um unsere westliche »Mitte«, das größte menschliche Organ, den Darm.
- Im Darm befinden sich nicht nur zahlreiche sehr wichtige und wertvolle Bakterien, sondern auch die größte Ansammlung von Nervenzellen im menschlichen Körper. Zudem produziert er etwa 80 Prozent des »Glücklichmacher-Hormons« Serotonin.
- Neueste wissenschaftliche Studien beschäftigen sich daher mit dem Zusammenhang von Darmflora und Gesunderhaltung oder Erkrankung des Immunsystems, des Nervensystems und sogar der Psyche.

Die Laus über der Leber

»Dir ist wohl eine Laus über die Leber gelaufen« – recherchiert man die Ursprünge dieser Redewendung, kommt man auf verschiedene Erklärungen, vor allem aber auf die Vorstellung aus Mittelalter und Antike, die Leber sei der Sitz der Gefühle, der Leidenschaft und vor allem des Zorns. Das ist gar nicht so weit von den Vorstellungen der TCM entfernt. Denn hier gehört es unter anderem zum Funktionskreis der Leber, ein energetisches Gleichgewicht von Spannung und Entspannung herzustellen. Übertriebene seelische und körperliche Anspannung und leichte Reizbarkeit sind daher genauso ein Zeichen für einen Leber-Chi-Stau wie gefühlsmäßige Erstarrung oder heftige Wutausbrüche.

Die Leber ist mein Lieblingsorgan in der TCM. Erstens, weil ich glaube, dass 80 bis 90 Prozent der Patienten, die mich aufsuchen, einen Leber-Chi-Stau haben. Und zweitens, weil man den Leber-Chi-Stau meistens sehr deutlich erkennen kann: Man hört ihn den Patienten oft schon am Schritt an, an der Stimme und Sprechweise, man sieht es an den Zungenvenen. Und man kann ihn meistens über Akupunktur schnell lösen. Energie aufzufüllen wie bei der Niere ist schwierig und oft langwierig. Energie zu bewegen, wie in diesem Fall, geht aber oft mit einer Nadel und wirkt sofort.

Und auch das Erkennen des Leber-Chi-Staus können Sie beim Abendessen mit Freunden ausprobieren. Jeder klemmt seine Zungenspitze unter die oberen Vorderzähne. Bei denjenigen, die extrem unter Strom stehen, sieht man zwei dicke, tiefblaue Venen hervorstechen.

Leber-Chi-Stau, dieser Begriff sagt es schon: Hier staut sich etwas, die Energie kann nicht fließen, wird blockiert. Die Blockade lösen, eine Besserung herbeiführen kann man, indem man durch Akupunktur, durch Bewegung oder auch durch Atmung (darauf komme ich im Kapitel »Und jetzt – was tun?«, ab Seite 171, zurück) die Energien bewegt. Kompliziert wird es erst, wenn der Leber-Chi-Stau sich schon auf andere Bereiche ausgewirkt hat (und beispielsweise Milz-Magen rebelliert, wie dort beschrieben) oder auch, wenn der Stau dadurch entstanden ist, dass über einen längeren Zeitraum insgesamt zu wenig Energie vorhanden war, entweder durch einen Nieren-Chi-Mangel oder Leere in der Mitte. Dann ist die Behandlung langwieriger.

Bevor es nun aber kompliziert und TCM-theoretisch wird, hier ein paar typische Leber-Chi-Symptome und – Fälle aus meiner Praxis.

Kopfschmerzen und Nackenverspannungen

Die Chinesen sagen bei Nackenverspannungen: »Das Schicksal lastet auf deinen Schultern.« Zu mir kommen mit Nackenverspannungen klischeehaft die blendend aussehenden 35-jährigen Juristinnen, die vor einem Jahr Mutter geworden sind und wieder ins Berufsleben zurückwollen. Diese Frauen kennen die Symptome meistens bereits aus ihrer Schul- und Studienzeit, manchmal auch verbunden mit Magenschmerzen. Sie haben einen extrem hohen Anspruch an sich selbst, bis hin zum Perfektionismus, was in der neuen Alltagssituation eine enorme Herausforderung bedeutet: Die Belastung in der jungen Familie, die körperliche Anspannung mit wenig Schlaf, die neue Rolle als Mutter, die mit der Rolle als Frau und Partnerin verbunden werden muss. Und nun kommt der Anspruch dazu, diese neue Rolle der perfekten Mutter auch noch mit der alten Rolle der wieder genauso beruflich erfolgreichen Frau wie vor der Entbindung verbinden zu wollen. Was schon alleine dann schwierig wird, wenn sie im Beruf 100 Prozent leisten möchten, aber nur zu 70 Prozent der Zeit wieder einsteigen. Letztendlich leben sie dann beide Rollen kontinuierlich mit einem schlechten Gewissen und springen von der einen zur anderen. Meistens vergessen sie sich selbst dabei als Erstes und lassen Dinge, die ihnen früher gutgetan haben, wie Sport, Musik und Gespräche mit Freunden, unter den Tisch fallen.

Auch wenn es noch so banal klingt, diesen Patientinnen ist schon enorm geholfen, wenn ich ihnen erkläre, dass sie unter extremem Druck stehen und dadurch ihre Energien total blockiert sind. Dass sie sich selbst keine Chance geben, die Blockaden zu lösen, indem sie es aufgegeben haben, Dinge für sich zu tun. Warum ihnen das hilft? Weil es Verständnis bedeutet. Erfreulicherweise kann man durch Akupunktur Energien sehr schnell bewegen, sodass schon nach einer ersten Sitzung der Nacken freier beweglich ist und eine Entspannung der gesamten Schulter- und Nackenpartie einsetzt. Die Patientinnen werden allgemein ruhiger und schlafen meist auch besser.

Leben aber Menschen, die häufig unter Nackenverspannungen leiden, ihr Leben einfach so weiter, ohne Akupunktur oder auch ohne sich selbst aktive Regenerationszeiten und Ausgleich zu schaffen, wird es in den meisten Fällen zu regelmäßigen bis chronischen Spannungskopfschmerzen kommen sowie zu Schlafstörungen. Man steht zwischen drei und fünf Uhr morgens senkrecht im Bett und kann nicht mehr schlafen. Die Nackenverspannungen können so schlimm werden, dass sie sich auf die Arme ausbreiten und die Finger taub werden, es kommt zu Schwindelanfällen und kann bis zum Hörsturz gehen. Wie es dazu kommt, lässt sich ganz einfach erklären.

Die konsequente Explosion

Man stelle sich einen Dampfkochtopf vor, bei dem das Ventil nicht aufgeht. Genau das passiert bei Spannungskopfschmerz und Migräne: Immer mehr Dampf steigt auf, er kann nicht entweichen, Druck baut sich auf, und der Spannungskopfschmerz oder die Migräne entsteht. Der berufstätigen Mutter, die alles perfekt machen möchte, erkläre ich also, dass ich auch explodieren würde, wenn ich ihr Körper wäre.

Es gibt einen Akupunkturpunkt, den ich passend zu diesem Bild auch als Dampfventil bezeichne. Er ist einer der wichtigsten Akupunkturpunkte zur Energiebewegung, der Punkt LG 20 auf dem Kopf. Beim Stechen ist er völlig schmerzfrei. Doch bei Frauen, jedenfalls vor allem bei Frauen, wirkt er tatsächlich wie ein Druckventil. Die Patientinnen liegen da, man mobilisiert Energien über die Leber-Fußpunkte und sticht dann den LG 20. Kommt man nach 20 Minuten wieder in den Behandlungsraum, ist das »Dampfventil« herausgeploppt, die Nadel liegt meist irgendwo am Boden, ohne dass die Patientinnen das bemerkt haben. Dieses Herausploppen bedeutet: Die gestauten Energien wurden so mobilisiert, dass sie förmlich das Ventil aufgedrückt haben und die Nadel dabei herausgeschossen ist. Die Patienten sind meist unmittelbar entspannt, selbst ein Migräneanfall ist deutlich abgeschwächt. Viele bemerken, dass sie in den folgenden Tagen gelassener in stressigen Situationen reagieren. Diese Reaktionen zeigen sich meist schon nach der ersten Sitzung, nach fünf bis sechs Sitzungen sind die Patienten oft schon dauerhaft beschwerdefrei.

Wichtig ist aber selbstverständlich auch, dass diese Patienten die Energie, die ich mit der Akupunktur bewege, irgendwann selbst aktiv bewegen. Wobei »bewegen« in diesem Fall übrigens nicht Ausdauersport bedeutet, sondern kurze und heftige Bewegungen wie beim Holzhacken, Kampfsport oder Formen des Yoga.

Patienten, die nach fünf, sechs Akupunktursitzungen frei von ihren Kopfschmerzen sind, kommen manchmal nach zwei, drei Jahren wieder zu mir und gestehen, dass ihre Kopfschmerzen sich wieder gemeldet haben – weil sie die Dinge, die sie nach meiner Beratung umgesetzt hatten, in letzter Zeit vernachlässigt haben. Eine Auffrischung durch vier oder fünf Sitzungen hilft zwar für relativ lange Zeit, wieder beschwerdefrei zu sein. Die anhaltende Änderung der Lebensführung führt allerdings immer zum langfristigsten Erfolg.

Die Proseccoflasche schütteln

Manchmal übersetze ich das Thema des aufgestauten Drucks auch mit einer Proseccoflasche, in der ein Korken steckt, den wir lösen möchten. Ich muss also die Flasche ordentlich schütteln, damit oben der Korken rausknallt. Damit sich der Druck löst, die Nackenverspannung schwächer wird, die Migräne verschwindet, damit Sie besser schlafen. Ob Dampfventil oder Proseccoflasche, es geht mir vor allem darum, verständliche Bilder zu finden, die bestimmte Vorgänge für den Patienten leicht nachvollziehbar machen. Obwohl mein TCM-Lehrer sich bei meinem Proseccobeispiel wahrscheinlich entsetzt schütteln würde.

Auch für mich gibt es aber immer wieder faszinierende Phänomene, gerade bei der Akupunktur. Und zum Thema Spannungskopfschmerz habe ich gerade vor Kurzem Folgendes erlebt: Eine langjährige Patientin kam nach einem heftigen Streit mit ihrem Geschäftspartner völlig aufgelöst zu mir in die Praxis. Sie hatte extreme Nackenverspannungen und Spannungskopfschmerzen und sagte schon selbst, der Konflikt schlage ihr langsam auf den Magen. Am Ende der Akupunktur wollte ich ihr den Druck von den Schultern nehmen, indem ich beidseitig in die oben schon erwähnten schmerzenden Triggerpunkte im Schulterbereich eine Nadel einstechen und dann durch das Drehen der Nadel die Spannung lösen wollte. Doch dabei passierte etwas, das mir seit hochgerechnet einer halben Million Nadeln, die ich schon gestochen habe, noch nie passiert ist: Beim Versuch, die erste dieser Nadeln mit einem Füllungsröhrchen einzubringen, sprang sie wie ein Gummiball von der Haut und flog in weitem Bogen auf den Boden. Das geschah auf dieser Seite dreimal hintereinander, jeweils mit neuen Nadeln. Erst beim vierten Versuch blieb die Nadel stecken, und ich konnte sie drehen und damit die Verspannung der Patientin lösen. Bildlich gesprochen war also der Druck, unter dem die Patientin stand, an diesem Tag so extrem, dass die Nadel an dem Punkt der gestauten Energie statt wie sonst wie Butter in die Haut zu gehen, explosionsartig wegflog. Dafür muss ich noch ein Bild finden.

Den Druck wegboxen

Damit nicht der Eindruck entsteht, nur junge, berufstätige Mütter litten unter Leber-Chi-Stau, hier noch der Fall eines 18-jährigen Schülers. Er kam vor Kurzem eigentlich nur deshalb zu mir, weil er eine Gesundheitserklärung benötigte, um in einem Burgerladen zu jobben. In unserem Gespräch erwähnte er dann aber, er habe ständig Kopfschmerzen. Da musste ich natürlich nachfragen und wurde prompt fündig: Er kommt aus einem Ort etwa 40 Kilometer von München entfernt, hat sechs Geschwister und seine Eltern ließen sich vor einiger Zeit scheiden. Vier der Kinder, so auch er, sind beim Vater geblieben, drei mit der Mutter weggezogen. Sein Vater aber ist ein Choleriker und hatte ihn vor Kurzem aus dem Haus geworfen, sodass er zunächst zu seiner Mutter ziehen musste, mit der er zuvor allerdings zwei Jahre lang keinen Kontakt hatte. Das Zusammenleben ging daher auch nicht gut, und er zog schließlich zu seiner ältesten Schwester, die in München lebt. Da er aber noch in seinem Heimatort zur Schule geht und dort gerade Abitur macht, fährt er nun jeden Tag mit dem Zug hin und her. Und sucht jetzt nach einem Job, um sich ein Taschengeld zu verdienen.

Diese Geschichte erzählte mir der junge Mann – und ich bat ihn, mir die Unterseite seiner Zunge zu zeigen. Die gestauten Zungenvenen sprachen eine klare Sprache: ein deutlicher Leber-Chi-Stau. Nun konnte er es sich unter seinen Umständen nicht leisten, zu regelmäßigen Akupunktursitzungen zu kommen, aber wir haben lange geredet – und ich hatte das Gefühl, dass er mir zuhört und begreift. Vor Kurzem hat er mich angerufen und mir erzählt, dass er jetzt regelmäßig zum Boxen geht und seitdem keine Kopfschmerzen mehr hat.

Es gibt einen bekannten Neurologen, der ein Buch über die 150 Arten von Kopfschmerz geschrieben hat. Von dieser Einteilung halte ich persönlich gar nichts, vor allem, weil sie nur akademisch ist und den Patienten nicht dient. Oft genug kommen auch Patienten zu mir, die von anderen Ärzten bezüglich ihrer Kopfschmerzen mit Antidepressiva zur Minderung des Schmerzwahrnehmens eingestellt wurden. Man hat aber nie ausführlich mit ihnen gesprochen, um die Ursachen für ihre Schmerzen herauszufinden. Zwar kennt man auch im Chinesischen verschiedene Formen des Kopfschmerzes, vereinfacht gesagt gibt es gegenüber dem Füllekopfschmerz auch den sogenannten Mangelkopfschmerz, der beispielsweise bei chronischer Überforderung, zu viel Alkohol oder nach sexueller Aktivität entsteht. Die Symptome des Mangelkopfschmerzes sind meistens weicher Stuhl, Vergesslichkeit, Schwindel und Konzentrationsschwierigkeiten. Doch insgesamt handelt es sich bei meinen Patienten (und sicher auch bei den Patienten vieler anderer Ärzte) zu mehr als 90 Prozent um Migräne oder Spannungskopfschmerz. Und im chinesischen System sind beide in derselben Schublade des Druckaufbaus, der Energieblockade.

Schlafstörungen

Man muss unterscheiden zwischen Menschen, die nicht einschlafen können, und solchen, die nicht durchschlafen können. Schlafstörungen können, auch chinesisch gesehen, verschiedene Ursachen haben, auf die ich hier nicht im Einzelnen eingehen möchte. Doch die klassische Ursache einer Durchschlafstörung liegt an einem Leber-Chi-Stau oder übersetzt einfach daran, dass die Patienten komplett unter Strom stehen. Typischerweise können sie dann, wie oben schon einmal erwähnt, die Uhr danach stellen, immer zur gleichen Zeit, so etwa zwischen ein und drei Uhr, senkrecht im Bett zu stehen und nicht mehr einschlafen zu können. Interessanterweise akupunktiere ich regelmäßig Migränepatienten, die mir zunächst gar nicht erzählt haben, dass sie schlecht schlafen. Wenn sie zur zweiten Akupunktursitzung kommen, frage ich dann, wie es ihnen geht, und bekomme zur Antwort, dass der Schmerz etwas geringer sei, sie sich aber vor allem gewundert hätten, dass sie in der Nacht zum ersten Mal seit Jahren durchgeschlafen haben. Mich wundert das nicht, denn in der TCM ist das eben auch die Schublade einer Leber-Chi-Blockade: zu hoher Druck, Nackenverspannungen, Spannungskopfschmerz,

Schwindel, Schlafstörungen. Ich erkläre den betroffenen Patienten, dass sie ihren Druck loswerden MÜSSEN. Zum Beispiel mit kurzen und heftigen Energiebewegungen oder mit Atemübungen, wenn sie im Bett liegen und grübeln (siehe auch Kapitel »Und jetzt – was tun?«, Seite 171). Oder sie müssen beispielsweise lernen, Dinge anzusprechen, statt sie in sich hineinzufressen.

Was mich wirklich ärgert, sind Ärzte, die in einem solchen Fall Blut abnehmen, den Serotonin- oder Melatoninspiegel im Labor bestimmen und dann grundsätzlich gleich eine Doppelpackung davon verschreiben, um diese beiden Hormone aufzufüllen. Es wird nicht danach gefragt, was im Leben des Patienten gerade passiert, ob die Eltern im Sterben liegen, gerade eine Scheidung ansteht, die Firma pleitegeht oder sonst irgendetwas in Unordnung ist, das Druck auslöst. Es wird einfach zum Rezeptblock gegriffen.

Es rauscht im Ohr

Ohrensausen, Ohrgeräusche, das Pfeifen im Ohr – in der Schulmedizin haben wir keine wirklich gesicherte Ahnung, woher der sogenannte Tinnitus kommt und was er bedeutet. Es gibt verschiedene Theorien, aber nichts ist bewiesen. Meist nimmt man die Patienten für einige Zeit aus ihrem Alltag heraus, legt sie auch schon mal stationär. Und damit überhaupt etwas passiert, gibt es dann Infusionen mit und ohne Cortison und blutverdünnende Mittel. Die Wirkung ist allerdings keineswegs belegt. Die Chinesen unterscheiden zwischen zwei verschiedenen Ohrgeräuschen, dem pfeifenden

Tinnitus und dem rauschenden Tinnitus. Der pfeifende Tinnitus bedeutet, wie schon bei der Niere beschrieben, eine Nieren-Chi-, also Energieschwäche. Die Heilung kann durch Methoden der Energiegewinnung erfolgen, durch Regeneration über das Milz-Magen-System mit Rhythmus, Ritualen und gesunder Ernährung, um die Mitte zu stärken, das Nieren-Chi wieder aufzufüllen.

Das Rauschen im Ohr bedeutet dagegen eher eine Leber-Chi-, also Energiestagnation und zeigt daher parallel meistens auch entsprechende Symptome wie Migräne, Nackenverspannungen und Schlafstörungen. Es geht also darum, Blockaden zu lösen, sei es durch Akupunktur, entsprechende Bewegung oder Konfliktlösung.

Ein schönes Beispiel ist eine Patientin, die letztes Jahr um Weihnachten herum zu mir kam. Eine junge, berufstätige Mutter, die schon öfter mit Nackenverspannungen, eingeschlafenen Fingern oder Schwindelzuständen zu mir gekommen war. Anfangs wollte sie diese Symptome immer schulmedizinisch abgeklärt haben, hat aber mittlerweile verstanden, dass in ihrem Körper eben immer dann die Sicherungen durchbrennen, wenn sie ihrem täglichen Stress keinen Ausgleich entgegensetzt. Dann akupunktiere ich sie, sie geht regelmäßig zum Yoga, und alles ist gut.

Doch wie bei vielen anderen Menschen auch gehen die guten Vorsätze im Alltag verloren, der Stress gewinnt wieder die Oberhand, und die Symptome zeigen sich erneut. Dieser Patientin hatte ich schon mehrmals gesagt, dass sie langsam auf sich aufpassen müsse. Denn sonst käme irgendwann das Ohrenrauschen, der

Hörsturz, eine Ohnmachtsattacke. Davor müsse sie keine Angst haben, wenn sie auf sich hören würde. Doch dann kam die ungeliebte Schwiegermutter über Weihnachten zu Besuch, eine Zeit, die für berufstätige Mütter ohnehin stressbelastet ist, aller Ausgleich fiel weg – und das Ohrenrauschen und ein Hörsturz kamen auch gleich als Gäste.

Nach drei Akupunktursitzungen war der Hörsturz verschwunden. Selbstverständlich riet ich ihr aber auch, sich Gedanken darüber zu machen, wie sie sich besser abgrenzen kann. Wie sie ihrem Ehemann und seiner Mutter verständlich machen kann, dass ein Besuch in der ohnehin stressigen Weihnachtszeit vielleicht nicht so gut ist – oder anders organisiert werden muss. Und ich machte ihr auch klar, dass sie auch gerade in schwierigen Zeiten zu ihren Yogastunden gehen, sich einen Ausgleich schaffen muss, auch wenn oder besser gerade wenn sie glaubt, dazu dann keine Zeit zu haben. Hätte sie sich vorher daran gehalten, wäre der Hörsturz vermeidbar gewesen. Aber wie ich schon einmal erwähnt habe: Manchmal muss man erst auf die Schnauze fallen.

Schwindel – wenn die Sicherung rausfliegt

Auch zum Thema Schwindel treffen sich regelmäßig die Koryphäen der Neurologie und sprechen über die 100 Möglichkeiten von Schwindelattacken. Selbstverständlich muss man als Schulmediziner auch immer abklären, ob die jeweiligen Schwindelattacken gefährliche organische Ursachen in Hirn und Herz haben.

Aber diese Fälle sind meiner Erfahrung nach eher selten, während Schwindel ein relativ häufig auftretendes Symptom ist. Aber Gott sei Dank lässt sich nach kurzem Zuhören und etwas genauerem Nachfragen der Umstände der jeweiligen Schwindelattacken – und natürlich einer körperlichen Untersuchung – eine organische Ursache meistens ausschließen.

Ich vergleiche den Schwindel gerne mit einem Sicherungskasten, in dem die Drähte längst glühen. Kommt es dann zu einer zusätzlichen Belastungssituation, fliegt die Sicherung raus, was sich in Schwindel- oder sogar Ohnmachtsanfällen zeigt. Für den Patienten ist dies natürlich hochdramatisch und macht Angst. Doch wenn ich die organischen Ursachen ausgeschlossen habe, kann ich die Harmlosigkeit der Symptome mit dieser Erklärung gut verdeutlichen. Und wieder liegt die Heilung neben einer Blockaden lösenden Akupunktur vor allem beim Patienten selbst. Manchmal ist hier eine kleine Auszeit für den Patienten schon deshalb wichtig, um ein wenig über sein Leben nachzudenken, bestehende Konfliktsituationen (wie oben mit der Schwiegermutter beschrieben) zu lösen, den Grund der Überforderung herauszufinden und wenn möglich zu beseitigen. Oder, falls Letzteres nicht möglich ist, über Körperarbeit die Energien so zu bewegen, dass der Schwindel wegbleibt.

Herzrasen und Atemnot

Akute Atemnot, meist verbunden mit plötzlichem Herzrasen, teils mit Druck auf der Brust und Schmerzen im Brustbereich, ist ein sehr häufiges Symptom in meiner Praxis. Und natürlich wissen auch medizinische Laien, dass Atemnot und Herzrasen durchaus auch mit einer todbringenden Krankheit wie einem Herzinfarkt einhergehen können. Für uns ist das Herz ein Organ, das wenn möglich unbeachtet schlagen soll. Wenn wir es aber plötzlich spüren, bekommen wir Angst, dass eine lebensbedrohliche Krankheit vorliegt.

Für mich als Arzt besteht also der Anspruch, die Situation schnell zu erfassen und, wenn möglich schon durch Befragung, einen organischen Schaden auszuschließen.

Perfiderweise sucht sich unser Körper durch Herzrasen genau das Organ, das bei uns wohl am engsten mit der Vorstellung von »Leben« verbunden ist, aus, um uns klarzumachen, dass im Gesamtsystem Körper-Seele-Geist ein Konflikt vorliegt. Wahrscheinlich, weil wir dann am schnellsten und besten zuhören.

Um einen solchen Konflikt handelt es sich beispielsweise, wenn Patienten beruflich und sozial überdurchschnittlich engagiert und auch sehr sportlich sind. Sie wirken, als ob sie alles im Griff hätten. Tagsüber oder beim Sport haben sie keinerlei Probleme. Doch kaum legen sie nachts oder am Wochenende die Füße hoch, verspüren sie diesen Druck auf der Brust, geraten in Atemnot und lassen sich im Extremfall per Notarzt ins Krankenhaus bringen, um eine Lungenembolie oder einen Herzinfarkt auszuschließen. Dabei hat ihr Körper nur auf die ruhigen Minuten gewartet, um ihnen etwas mitzuteilen, was sie sonst nicht hören wollten. Hört man aber in einem solchen Fall auf seinen Körper und denkt mit Geist UND Seele darüber nach, was vielleicht schiefläuft im eigenen Leben, werden das Herzrasen und die Atemnot verschwinden.

Manchmal kann man einiges alleine mit seinem gesunden Menschenverstand ausmachen. Aber manchmal braucht man dazu auch therapeutische Hilfe.

Das Wichtigste auf einen Blick

Funktionskreis Leber

Der Leber-Chi-Stau ist in unserer heutigen, westlichen Welt DIE Diagnose schlechthin. Die meisten meiner Patienten kommen mit Beschwerden in meine Praxis, die auf einen Stau im Funktionskreis Leber, das heißt auf Energieblockaden zurückzuführen sind.

- Zum Funktionskreis Leber gehört es unter anderem, ein energetisches Gleichgewicht von Spannung und Entspannung herzustellen.
- Symptome eines Leber-Chi-Staus sind daher:
  - übertriebene seelische und körperliche Anspannung,
  - leichte Reizbarkeit bis zu heftigen Wutausbrüchen (der »Choleriker«)
  - ebenso wie gefühlsmäßige Erstarrung.
- Diese Grundsymptome führen wiederum zu Kopfschmerzen,

Migräne, Nackenverspannungen, Schwindelgefühlen bis zu Ohnmachtsanfällen, Schlafstörungen oder dem rauschenden Tinnitus.

- Den Leber-Chi-Stau erkenne ich bereits meist, wenn der Patient noch im Wartezimmer sitzt. Stimme und Sprechweise sind eher laut und schnell. Er betritt das Behandlungszimmer mit zackigem Schritt und später bei der Zungendiagnostik sieht man unter der Zunge ganz deutlich hervorstehende dicke, schwarze Zungenvenen.
- Hier geht es nicht wie beim Funktionskreis Niere um das Auffüllen von Energie, was meist einen langwierigen Prozess bedeutet. Es geht darum, Energie wieder in Bewegung zu bringen, den Stau zu lösen. Das funktioniert oft schon nach der ersten Akupunktursitzung.
- Man kann das aber auch gut selbst erreichen, zum Beispiel durch Bewegung. Die sollte in diesem Fall aber eher kurz und heftig wie beim Kampfsport sein und nicht, wie im Ausdauertraining, vor allem Auspowern. Denn sonst bewegt man keine Energien, sondern verbraucht sie.
- Auch bestimmte Atemübungen bewegen Energie (siehe Kapitel »Atem ist Leben«, Seite 195).
- Langwieriger wird die Behandlung, wenn sich der Leber-Chi-Stau schon auf andere Funktionskreise ausgewirkt hat (zum Beispiel beim chronischen Reflux – »das Leben schlägt dir auf den Magen«) oder dadurch entstanden ist, dass über einen längeren Zeitraum zu wenig Energie vorhanden war. Die Patienten müssen sich dann eine Zeit aus ihrem Alltag herausnehmen.

Du nimmst dir etwas zu Herzen

Vor ein paar Tagen schrieb mir ein Freund, der gerade bei seiner im Sterben liegenden Mutter in Hamburg war, eine angsterfüllte SMS, dass er seit zwei Stunden Brustschmerzen habe. Ich schrieb ihm, den ich gut kenne, zurück: »Mach Dir keine Sorgen, das ist eine Panikattacke.« Gar nichts tun? Ja, wenn man den Patienten gut kennt, darf man das sagen. Als ich ihn zwei Tage später anrief, um zu fragen, wie es ihm gehe, erzählte er mir, dass seine Mutter gestorben und der Herzschmerz am nächsten Tag verschwunden sei.

Obwohl das biologische Herz doch einfach nur ein weiteres Organ ist, das Aufgaben für das Überleben des Körpers zu erledigen hat, verbinden wir es, auch hier im Westen, immer mit Emotionen. Ein gemaltes Herz steht für Liebe und Zuneigung, ein gebrochenes Herz für Trennung und Schmerz. Es gibt zahlreiche Herz-Redewendungen: »Ans Herz gewachsen«, »Das Herz auf der Zunge tragen«, »Das Herz ist mir in die Hose gerutscht«, »Es bricht mir das Herz«, »Es geht mir zu Herzen«. Und immer sind dabei Gefühlszustände gemeint.

In der chinesischen Medizin ist das Herz der Lenker von Energien. Es stellt gegenüber den Funktionskreisen von Leber, Niere, Milz und Lunge einen besonderen Fall dar, da es nicht unmittelbar körperlichen Beschwerden zuzuordnen ist. Der Herzfunktionskreis leitet sozusagen das energetische Geschehen, kann Energien reduzieren, bündeln, schnell zur Verfügung stellen. Milz speichert und Leber bewegt Energien, das Herz gibt die Richtung vor.

Das Herz in der TCM bestimmt sogar unsere Persönlichkeit. Es ist der Sitz von Seele, Emotionen und Geist. Der Herzkreislauf ordnet danach also das Gleichgewicht von Körper, Seele und Geist. Um dies erfolgreich auszuführen, braucht das Herz allerdings sowohl die Möglichkeit, sich (auch kreativ) auszuleben, als auch Zeiten, um zur Ruhe zu kommen. Wie dieses Gleichgewicht beim einzelnen Menschen aussieht, ist dabei sehr unterschiedlich. Ich persönlich finde gerade den Zusammenhang des Herzens mit der Entwicklung kreativer Ideen sehr interessant. Hier schließt sich für mich der Kreis, warum Kreativität, zu der ich später noch komme, für die Gesunderhaltung und Gesundwerdung so enorm wichtig ist.

Depression und die Überschätzung von Antidepressiva

Für die Chinesen ist übrigens auch die Depression eine Herzerkrankung, »Du nimmst dir etwas zu Herzen«. Die Organisation der Energien funktioniert nicht mehr. Deswegen möchte ich hier etwas näher auf diese leider weitverbreitete Erkrankung eingehen.

Selbstverständlich leidet nicht jeder mit einer psychosomatischen Beschwerde an einer Depression. Denn diese ist nur die extreme Ausprägung einer Belastung oder Überforderung. Dennoch kann es im Leben eines jeden Menschen Situationen geben, die eine Depression auslösen können. Typischerweise sind das Arbeitslosigkeit, Scheidung, Tod der Eltern und – interessanterweise eher bei Männern – der Rentenbeginn. Manchmal kann man an diesen Situationen nichts ändern. Aber man kann sich »bewaffnen«, um die äußeren Einschläge, die jeden von uns treffen können, besser zu verkraften. Die Wissenschaft bezeichnet diese seelische Widerstandskraft als Resilienz. Ich gehe darauf später im Kapitel »Und jetzt – was tun?« ab Seite 171 näher ein.

Immer wieder muss ich allerdings im Fall einer echten Depression mit dem betroffenen Patienten die Einnahme von Antidepressiva diskutieren. Die einen haben Angst davor, süchtig zu werden, andere würden lieber eine Pille schlucken, als etwas in ihrem Leben zu verändern. Aus meiner Sicht wird die Wirkung von Antidepressiva komplett überschätzt. Ich versuche in den allermeisten Fällen ohne sie auszukommen, denn eine depressive Verstimmung hat einen Grund, der beachtet und verarbeitet und nicht einfach unterdrückt werden will.

In weiten Kreisen der Ärzteschaft hält sich hartnäckig die Theorie, dass eine Depression vor allem ein Ungleichgewicht der Botenstoffe im Gehirn darstelle. Nicht zuletzt deswegen hat sich die Menge an unterschiedlichsten Antidepressiva in den Jahren 2000 bis 2013 verdreifacht. Etwa sechs Prozent aller Erwerbstätigen schlucken solche Medikamente, 2015 wurde in Deutschland knapp eine Milliarde Euro mit Antidepressiva umgesetzt. Das ist umso erstaunlicher, als seriöse Studien gezeigt haben, dass bei den meisten Formen der Depression Antidepressiva nicht signifikant besser wirken als ein Placebo. Leider werden Medikamente oft schnell verschrieben, ohne vorher durch ein Gespräch die Situation des Patienten zu hinterfragen.

Zur Problematik, dass sprechende Medizin zu wenig bezahlt wird, habe ich mich ja bereits geäußert. Doch bei einem depressiven Patienten finde ich es geradezu absurd (obwohl es durchaus nicht selten vorkommt), nicht danach zu fragen, ob die Eltern verstorben sind, die Ehe geschieden wurde oder der Job verloren wurde. Oder vielleicht auch ein wenig tiefer nachzufragen, denn nicht immer öffnen sich die Patienten sofort. In den allermeisten Fällen ist der Zustand einer Depression die logische Folge einer aktuellen oder länger zurückliegenden Belastung und der individuell fehlenden Widerstandsfähigkeit, damit umzugehen – nicht jeder reagiert auf ähnliche Umstände gleich stark. Sehr oft treffe ich aber Patienten, die bereits einige Jahre zuvor eine ähnliche Krise wie die aktuelle erlebt haben und einfach Medikamente erhielten, mit denen es ihnen zwar zunächst wieder besser ging. Nach dem Absetzen gerieten sie aber schnell wieder in genau dieselbe Krisensituation.

Selbstverständlich gebe ich Patienten in Extremsituationen auch Psychopharmaka, beispielsweise, wenn sie panische Angst davor haben, auf der Beerdigung ihres geliebten Menschen zusammenzubrechen. Oder im Falle einer langen Periode therapieresistenter Schlafstörungen – wobei ich dann eher die schlaffördernde Nebenwirkung mancher Antidepressiva ausnutze. Denn einerseits haben Antidepressiva in der Regel weniger Nebenwirkungen als Schlafmittel, vor allem aber weniger Suchtpotenzial. Und definitiv sind die Nebenwirkungen des Antidepressivums geringer als die Folgen langfristiger Schlaflosigkeit. Aber dies sind für mich seltene und akute Ausnahmesituationen. Eine Depression will verarbeitet werden.

Depression als Marketing-Gag der Pharmaindustrie?

Wenn man die Entwicklung des Serotonins als DAS Antidepressivum betrachtet, könnte man den Schluss ziehen, Depression sei ein Marketinginstrument der Pharmazie oder zumindest ein wunderbares Beispiel für die Verzahnung von pharmazeutischer Industrie, Wissenschaft und Medizin. Antidepressiva sind nämlich nach dem Zweiten Weltkrieg als Nebenprodukt eines Raketentreibstoffs entdeckt worden. Einige Pharmafirmen erforschten Ende der 1940er-Jahre in ihren Labors wohl eher zufällig, ob sich dieser Treibstoff auch für den Bau neuer Medikamente eigne. Man fand schließlich heraus, dass er tatsächlich Wirkstoffe enthielt, die Tuberkulosebakterien bekämpfen. Allerdings hatten diese Wirkstoffe Nebenwirkungen: Die damit behandelten Patienten zeigten trotz ihrer schweren Krankheit deutliche Euphoriezustände. Man forschte nach, was diese Wirkung verursachte, und stellte fest, dass das Medikament die Serotonin-Produktion im Gehirn ankurbelt. Also folgerte man einfach rückwärts: Depression ist ein Serotoninmangel. Das war die Grundlage für den enormen Erfolg des Serotonin-Lieferanten »Prozac« in den USA. Angeblich nehmen 25 Millionen Amerikaner regelmäßig Prozac.

Das Pferd von hinten aufzäumen

Ein Fall dazu aus meiner Praxis: Eine meiner Patientinnen, 30 Jahre alt, eine schreckliche Beziehung hinter sich, alle familiären Kontakte abgebrochen, arbeitet 70 Stunden die Woche, der Job ist »alles, was sie hat« und vor allem alles, wofür sie Wertschätzung erhält. Zu mir war sie gekommen, weil sie eine Blutabnahme für ihren Psychiater benötigte. Natürlich fragte ich nach. Die Patientin war kurz zuvor auf Bali gewesen und hatte dort bei einer Massagestunde dem Masseur vorgeschwärmt, wie glücklich sie ihr Job mache. Dieser junge Mann, der sie gar nicht kannte, sie nur massierte, meinte darauf ganz trocken: »Warum bist du dann so ausgebrannt, wenn du so glücklich bist?« Womit er offensichtlich so ins Schwarze getroffen hatte, dass sie in Tränen ausbrach – und beschloss, zu Hause eine Therapeutin aufzusuchen. Diese wiederum wollte sie nun eben zu einem Psychiater schicken, der ihr Antidepressiva verschreiben sollte, um im Alltag weiter bestehen zu können und so dann irgendwann zur Ruhe zu kommen. Als mir meine Patientin dies erzählte, versuchte ich ihr zu vermitteln, dass sie damit das Pferd von hinten aufzäume. Die Medikamente zu nehmen, ihr Leben aber einfach weiterzuleben wie bisher und zu hoffen, dass sich dann das Glücksgefühl einstellt, ist völlig unsinnig.

Viel wichtiger wäre es für meine Patientin, ihren Zustand bewusst wahrzunehmen, über ihr Leben nachzudenken und dann daran zu arbeiten, ein Leben zu führen, das ihr genügend Kraft gibt, Beziehungen zu führen, sich nicht ausschließlich über ihren Job zu definieren und das Leben zu genießen. Darüber sprachen wir und plötzlich erzählte sie mir, dass sie immer den Traum gehabt habe, in einem Chor zu singen. Das war doch ein wunderbarer Ansatz!

Nicht jede Traurigkeit ist eine Depression

Eine Episode der Traurigkeit, die zu Recht besteht, weil man unter Liebeskummer leidet oder einen nahestehenden Menschen verloren hat, ist eine normale Reaktion, die durchlebt werden muss und zur Verarbeitung sogar wichtig ist. Der Übergang zwischen einer gesunden depressiven Reaktion und einer krank machenden Depression kann aber fließend sein.

Eine Patientin, von ihrer Persönlichkeit her eher exaltiert, zeigte seit sechs Wochen Symptome einer schweren Depression und erlitt immer wieder Panikattacken. Auf meine Frage, ob denn irgendetwas passiert sei, erzählte sie mir unter Tränen, vor einem halben Jahr sei einer ihrer beiden Hunde gestorben. Bei aller Liebe zu einem Tier war diese Trauerreaktion, vor allem inklusive der Panikattacken, völlig unverhältnismäßig. Sie ahnen es schon – ich bohrte nach. Im Gespräch stellte sich heraus, dass sie ihren Vater im Alter von vier Jahren durch einen tödlichen Unfall verloren hatte und mit diesem Verlust nie fertiggeworden war. Hätte sie den Verlust ihres Vaters gesund betrauert und damit verarbeitet, würde sie der Tod ihres Hundes nicht in eine tiefe Depression stürzen.

Hält der Trauerzustand, die Krise, unverhältnismäßig lang an, beginnen die Betroffenen sich zu isolieren. Sie beantworten keine

Anrufe mehr, freuen sich am Wochenende über Regen, weil das bedeutet, dass sie ihr Bett nicht verlassen »müssen«. Sie schaffen ihren Alltag nicht mehr. Dann handelt es sich mit großer Wahrscheinlichkeit um eine Depression, mit der man auch meistens nicht alleine fertigwerden kann.

Übrigens muss eine Depression nicht immer mit fehlender Lebenslust, Traurigkeit, Erschöpfung und Verzweiflung einhergehen. Manchmal zeigt sie auch nur körperliche Symptome, und der Patient fühlt sich subjektiv gar nicht »depressiv«. Das nur am Rande.

Das Wichtigste auf einen Blick

Funktionskreis Herz – »Du nimmst dir etwas zu Herzen!«

- Im Gegensatz zu den Funktionskreisen Niere, Lunge, Milz/Magen oder Leber kann man diesem Funktionskreis keine direkten körperlichen Beschwerden zuordnen.
- Menschen mit einem Herz-Chi-Mangel sind allerdings meist ängstliche, leicht schwitzende, blasse, müde und kraftlose Menschen mit schwacher Stimme und häufigem Engegefühl in der Brust.
- In der TCM bestimmt der Funktionskreis Herz sogar unsere Persönlichkeit. Hier ist der Sitz von Seele, Emotionen und Geist. Damit dieser Funktionskreis funktioniert, braucht er einerseits die Möglichkeit, sich (körperlich, aber auch kreativ) auszuleben, andererseits Zeiten, um zur Ruhe zu kommen.
- Die Depression ist in der TCM eine Störung des Herz-Funk-

tionskreises. Daher gehe ich in diesem Kapitel auch ein wenig auf das Thema Depression ein:

- In sehr vielen Fällen ist eine Depression die logische Folge einer aktuellen oder länger zurückliegenden Belastung und/oder der individuell fehlenden Widerstandsfähigkeit damit umzugehen.
- Die Krise ist dazu da, bearbeitet, nicht unterdrückt zu werden. Der sehr großzügige Einsatz von Psychopharmaka ist daher meiner Meinung nach ausgesprochen fraglich.
- Wichtiger ist das Gespräch mit den Patienten, die gemeinsame Arbeit daran, den Zustand der Depression (und ihre Ursachen) bewusst wahrzunehmen und ein paar Stellschrauben im eigenen Leben zu verändern.

4. Und jetzt – was tun?

Wer oder was hilft – die Wahl des richtigen »Helfers«

Beim Erstkontakt mit einem Patienten frage ich meistens, wie er oder sie zu mir gekommen ist. Denn die Patienten, denen ich empfohlen wurde, wissen schon ein wenig, auf was sie sich bei mir eingelassen haben. Den Patienten aber, die mich zufällig gefunden haben, erzähle ich oft – zugegebenermaßen etwas plakativ –, sie sollten niemals einem Arzt vertrauen, es sei denn, sie kennen ihn seit 20 Jahren. Man kann eben mit einem Symptom oft zu fünf verschiedenen Ärzten gehen und bekommt fünf verschiedene Vorschläge für Behandlungsmethoden. Das Verhältnis zwischen Arzt und Patient ist ein sehr besonderes, denn es ist zunächst absolut einseitig und fordert einen extremen Vertrauensvorschuss des Patienten, der mit seinen Beschwerden und Befindlichkeiten zu einem Arzt kommt. Daher sollte man eigentlich, gerade auf der Suche nach einem Hausarzt, zunächst einmal dann zu ihm gehen, wenn man noch gesund ist, und sehen, ob man ihm vertraut und einen gemeinsamen Weg mit ihm gehen möchte.

Der mündige Patient

In den letzten Jahren wird immer öfter vom mündigen Patienten gesprochen, der gut über medizinische Vorgänge informiert ist. Viele Patienten haben ihre Beschwerden vor dem Arztbesuch schon ausführlich gegoogelt, verstehen sich daher bereits als Fachleute und haben ganz bestimmte Vorstellungen von ihrer

Diagnose und der entsprechenden Therapie. Leider macht es das meist eher schwierig, wirklich zu helfen. Ich halte eine vertrauensvolle Beziehung zwischen Arzt und Patient für eine unabdingbare Notwendigkeit. Den mündigen Patienten beziehe ich dabei viel lieber auf die Bereitschaft eines Patienten, selbst Verantwortung für seine Gesundheit oder Genesung zu übernehmen. Dabei ist im ersten Moment sicherlich einfach nur eine gegenseitige Sympathie wichtig. Wie so oft im Leben zählt auch hier der erste Eindruck. Einer meiner Lehrer erklärte mir mal: »Im Grunde spielt deine Behandlung als Arzt gar keine so große Rolle mehr, wenn der Patient die Praxis betritt und sofort mit einem Lächeln der Sprechstundenhilfe empfangen wird und sich also, bevor er dich überhaupt das erste Mal sieht, im Wartezimmer wohlfühlt.«

Kürzlich hat mich der Ehemann einer Patientin aufgesucht, weil er seinen Hausarzt wechseln wollte. Als ich nach den Gründen für den Wechselwunsch fragte, meinte er, seine Frau habe mich empfohlen und er wolle eben einfach mal wechseln. Doch im Laufe unseres Gespräches erzählte er mir eher zufällig, dass sein alter Hausarzt ihm einmal das Leben gerettet habe. Er habe damals wegen diffusen Unwohlseins im Wartezimmer gesessen, der Arzt sei nur vorbeigegangen, habe ihn sitzen sehen und sei über sein graues, eingefallenes Gesicht so erschrocken, dass er ihn sofort ins Behandlungszimmer genommen und einen akuten Herzinfarkt festgestellt habe. Nach dieser Geschichte konnte ich ihm nur raten, einen Hausarzt, der ihn so gut kenne, dass er ohne technische Hilfsmittel nur im Vorbeigehen eine lebensbedrohliche Erkrankung diagnostizierte, bitte nicht zu wechseln. Letztlich ist er wirklich wieder zu seinem alten Hausarzt zurückgegangen, und ich akupunktiere ihn wegen seines Tinnitus.

Der Arzt als Teil der Therapie

Ich halte es für ungeheuer wichtig – und vor allem der Gesundheit essenziell zuträglich –, dass sich Patienten einen Arzt suchen, der sie im Rahmen seiner Möglichkeiten ganzheitlich wahrnimmt und also auch mit ihnen spricht. Das muss gar nicht immer ein sehr langes Gespräch sein, doch jeder Arzt, der Ihnen guttut, wird neben der Untersuchung Ihrer Symptome ein Interesse an Ihrer Person zeigen, sich zumindest nach Ihrem allgemeinen Befinden – also über die aktuelle Beschwerde, den aktuellen Anlass hinaus – erkundigen und Ihnen ehrliches Interesse vermitteln.

Erfreulich ist, dass mittlerweile die Bedeutung der Arzt-Patient-Beziehung für den Heilungserfolg mehr ins Bewusstsein der Branche dringt. Auf einem Kommunikationssymposium unter Leitung des früheren Bundesgesundheitsministers Hermann Gröhe mit Vertretern der deutschen medizinischen Fakultäten 2016 wurde doch tatsächlich auch festgestellt: »[…] zwischen Arzt und Patient verbessert eine klare und wertschätzende Gesprächsführung die Behandlung. […] Hat der Patient das Gefühl, der Arzt hört ihm zu, geht auf seine Sorgen ein und informiert ihn umfassend und verständlich, ist er eher bereit, dem Arzt zu vertrauen und die Therapieempfehlung einzuhalten. Das erhöht den Behandlungserfolg und die Zufriedenheit der Patienten.« Eine solche offizielle Feststellung mag ein großer Schritt in die richtige Richtung sein, ich finde es aber schon absurd, dass so etwas Selbstverständliches wie die Empathie neu in den Lehrplan aufgenommen werden muss.

Ich persönlich glaube auch, dass der Umstand, dass Medizin eine Studienrichtung mit hohem Numerus clausus, also nach Noten aufgeschlüsselter Zugangsbeschränkung, ist, der Empathie von Ärzten nicht zuträglich ist. Medizin ist so ein »Streberfach«, nicht ein Fach für besonders zwischenmenschlich erfolgreiche Menschen. Ich aber möchte mit dem Arzt, dem ich vertrauen soll, theoretisch auch gerne ein Bier trinken gehen.

Der Arzt als Droge

Schon vor 50 Jahren veröffentlichte der Psychoanalytiker Michael Balint sein Buch »Der Arzt, sein Patient und die Krankheit«. Damit, begleitet von Gruppenarbeit mit den Ärzten, wollte er erreichen, dass Ärzte zu einer veränderten Selbst- und Fremdwahrnehmung gelangen und so neue Möglichkeiten patientenorientierten Handelns erkennen und diese nutzen. Er nannte das eine »Pharmakologie des Heilmittels Arzt«. Schon in der Einleitung seines Buches stellt er fest, dass der Arzt in der Medizin schon immer das am häufigsten verwendete Medikament, aber auch das am wenigsten erforschte Medikament sei. Für Balint besteht die stärkste Wirkung der »Droge Arzt« in seiner Reaktion auf den Patienten. Wenn ein Patient mit einer bestimmten Beschwerde zum Arzt komme, sei es die Aufgabe des Arztes, genau hinzuhören und die Symptome mit dem gesamten Erscheinungsbild des Patienten, seiner aktuellen Emotionalität und der Art und Weise der Schilderung der Beschwerden zu bewerten und daraus die Konsequenzen für seine Behandlung zu ziehen. Balint betont auch, dass die »Droge Arzt« (»Droge« im Sinn von »Medikament«) dann eine negative Wirkung zeigen kann, wenn sich der Arzt bei seiner Diagnose nur auf die vom Patienten angesprochenen körperlichen Symptome beschränkt, dabei aber übersieht, dass sich hinter diesen körperlichen Beschwerden ein emotionales oder psychosoziales Problem verbirgt.

Interessanterweise hat das auch schon Hippokrates vor fast 3000 Jahren festgestellt. Er forderte, der Arzt solle von »gesundem Aussehen« und »wohlgenährt« sein. Was natürlich nicht heißt, dass er aussehen soll wie ein Topsportler, aber zumindest so, dass man ihm glauben kann, dass er seine eigenen Ratschläge befolgt. Unabdingbar war auch schon nach Hippokrates ein angenehmer Untersuchungsort, an dem »weder zu viel Wind bläst noch Sonne den Patienten blendet«. Und außerdem sei eine positive Erwartungshaltung förderlich. Dann, so war Hippokrates überzeugt, kann der Arzt »Selbstheilungskräfte in Gang setzen, die zur Gesundung führen«.

Warum ich diese beiden zitiere? Weil sie meine Empfehlung für die Wahl des richtigen Arztes stützen. Nicht derjenige ist der richtige Arzt, der die meisten Rezepte verschreibt und die meisten Überweisungen ausstellt. Einen guten Arzt macht die Mischung aus Erfahrung, Wissen und Intuition aus.

Wann kommt denn der richtige Doktor?

Manchmal scheint der gute Arzt allerdings auch nach ganz anderen Kriterien zu funktionieren. Dazu eine kleine Geschichte aus meiner Assistenzarztzeit in Bad Tölz. Wichtig für diese Geschichte: Schon damals trug ich selten einen weißen Ärztekittel. Es gab dort oft herrlich unneurotische, bodenständige Patienten. Zum Beispiel eine etwa 80 Jahre alte Sennerin, die seit Jahren auf ihrer Alm lebte und selten ins Tal kam, geschweige denn zum Arzt ging. Doch dann hatte sie eine Bluthochdruckkrise und wurde bei uns im Krankenhaus aufgenommen. Auf die Frage, ob sie Vorerkrankungen habe, antwortete sie »Nein«, auf die Frage, ob sie irgendwelche Medikamente nehme, konnte sie präzise beschreiben: »Ja mei, weißt schon, die gelben, die roten, die grünen und dann noch die blaue Pille – aber fehlen tut mir nix.« Eine solche Beschreibung ist gar nicht so selten. Oft muss man bei älteren Menschen ohne Begleitung über die Medikamente auf die Vorerkrankung zurückschließen. Da sie aber keine Tabletten oder Tablettenschachteln dabeihatte, mussten wir in diesem Fall einige Untersuchungen durchführen. Als Stationsarzt behandelte ich sie auf meiner Station etwa eine Woche lang, machte jeden Tag Visiten, führte mehrere Untersuchungen durch und besprach mit ihr Therapien. Nach einer Woche schaute sie mich bei der Morgenvisite an und meinte: »Weißt du, bist ja ein netter Kerl, aber wann kommt denn der richtige Doktor eigentlich mal vorbei?«

Das tägliche Miteinander

Prinzipiell nervt mich die Diskussion »Entweder Schulmedizin oder Naturheilverfahren«. Es gibt ein Miteinander, wie ich es täglich praktiziere. Und der Wert der Alternativmedizin hängt oft auch davon ab, welche Alternativen man hat. Ein Fall mit einem kleinen Patienten, der sicherlich harmlos ist, zeigt ganz gut, was ich damit meine: Patienten von mir, die auch in meiner Nachbarschaft wohnen, kamen mit ihrem elfjährigen Sohn, Einzelkind und der ganze Stolz seiner Eltern (ein ganz schöner Druck!) in die Praxis. Der Junge war am Tag zuvor beim Kippeln vom Stuhl gefallen und hatte nun einen schief stehenden Hals. Dieser entsteht durch eine extrem schmerzhafte Muskelverspannung auf einer Seite des Nackenbereiches, ausgelöst durch den Sturz, der aber nur ein i-Tüpfelchen einer latent vorhandenen extremen Verspannung darstellt. Der kleine Patient konnte den Kopf nicht mehr drehen. In einem solchen Fall erzähle ich den Eltern, oder gar dem kleinen Jungen, natürlich nicht erst lang und breit irgendwas von den Prinzipien der TCM oder der Akupunktur. Ich nahm eine kleine, hauchdünne Nadel, stach diese absolut schmerzfrei in den Handrücken des Jungen, wobei ich dem Kind sagte, es solle einmal kräftig husten, damit es die Drehung der Nadel, mit der ich die Blockade löse, nicht spürte. Und sofort zog ich die Nadel wieder raus. Der Junge konnte den Kopf anschließend sofort wieder frei bewegen, und Eltern und Sohn machten große Augen. Dann bekam er noch ein schickes neonfarbenes Kinesiotape auf den Rücken, das er am nächsten Tag in der Schule voller Stolz herumzeigen konnte. Die Alternative wäre Ibuprofen gewesen.

Den eigenen Weg finden

Bei manchen Beschwerden muss der Patient auch einfach seinen eigenen Weg finden. Wie schon weiter oben erwähnt, können Sie beispielsweise mit einem Hexenschuss zu fünf Ärzten gehen und erhalten fünf Behandlungsoptionen. Der erste will Sie operieren, der zweite spritzt Ihnen Cortison, ich schicke Sie zum Yoga und zum Laufen und renke Sie vielleicht noch chiropraktisch ein, der vierte verbietet Ihnen explizit das Laufen, weil er selbst davon Rückenschmerzen bekommt, und der fünfte spricht davon, dass Sie Ihren Rücken stärken und daher ins Kieser-Training gehen sollten. Aber abgesehen von der Suche nach dem richtigen Arzt können und sollen Sie auch selbst einiges zu Ihrer Gesundwerdung und Gesunderhaltung tun. Darum geht es in den folgenden Kapiteln. Gesundheit ist als Prozess zu sehen oder besser noch als Geisteshaltung dem Leben und dem Körper gegenüber.

Bei der Überlegung, welche Empfehlungen ich Menschen geben kann, die an etwas leiden, oder auch dazu, was sie selbst tun können, um bestimmte Symptome erst gar nicht zu bekommen, habe ich zunächst gezögert, weil ich in meiner Praxis mit meinen Patienten natürlich individuelle Konzepte entwickle, gemeinsam einen Weg zu gehen, nachdem wir die Ursache ihrer Probleme gefunden haben. Dann dachte ich darüber nach und stellte fest, dass man das, was ich sehr individuell mit meinen Patienten erarbeite, vielleicht doch bis zu einem gewissen Grad verallgemeinern kann, um gesund zu werden beziehungsweise zu bleiben. Natürlich klingt dann manches banal. Da ich aber in meiner Praxis täglich erfahre, dass all diese Banalitäten oft eben nicht umgesetzt werden, wie ja auch die geschilderten Beispiele zeigen, habe ich mich entschlossen, mich doch auf diese Themen einzulassen.

Das Wichtigste auf einen Blick

Die Wahl des richtigen Arztes

- Neuen Patienten sage ich immer: »Vertraue nie einem Arzt, es sei denn du kennst in schon seit 20 Jahren!«
- Die Wahl des richtigen Arztes liegt immer bei Ihnen. Auch ich bin nicht der richtige Arzt für jeden Patienten.
- Ich empfehle allerdings, sich einen (neuen) Hausarzt zu suchen, wenn man noch gesund ist. Denn wenn Sie dann einmal krank sind, haben Sie bereits jemanden, dem Sie vertrauen und mit dem Sie einen gemeinsamen Weg gehen wollen.
- Sie sollten sich in der Praxis wohlfühlen, angefangen von der Begrüßung durch die Sprechstundenhilfe über das Wartezimmer bis zu den Behandlungsräumen. Die Freundlichkeit der Mitarbeiter, Geruch, Geräuschkulisse, Farben, das alles sollte Ihnen eine Atmosphäre vermitteln, in der Sie sich entspannen können. Fühlen Sie sich von vornherein unwohl, kommt es manchmal zu Komplikationen, selbst wenn der Arzt, der Sie behandelt, den besten Ruf genießt.
- Ich persönlich halte es für ungeheuer wichtig, dass sich Patienten einen Arzt suchen, der sie ganzheitlich wahrnimmt. Also, im Rahmen seiner Möglichkeiten, neben der Untersuchung Ihrer Symptome ein Interesse an Ihrer Person und nicht nur an Ihren Laborwerten zeigt. – Wenn Sie einen Arzt gefunden haben, bei dem Sie sich wohl und gut betreut füh-

len, bleiben Sie ihm treu. Gerade hat eine in einem ärztlichen Journal (»BMJ-Journal«) veröffentliche Studie des Briten Sir Denis Pereira Gray und einiger seiner Kollegen herausgefunden, dass Patienten, die ihrem Arzt über Jahre die Treue halten, seltener krank werden und ein höheres Alter erreichen.

Der gesunde Menschenverstand

Ich hoffe, die genannten Beispiele haben gezeigt, dass es bei vielen Symptomen und ihrer »Beseitigung« eigentlich »nur« darum geht, den gesunden Menschenverstand einzusetzen, um wieder gesund zu werden. Dabei ist es wichtig zu verstehen, dass dieser gesunde Menschenverstand seinen Schwerpunkt eben nicht nur beim Verstand hat, eher handelt es sich um Intuition, Bauchgefühl. Er entspricht der Redewendung »auf den Bauch hören«. Genau das aber haben die meisten Menschen verlernt. Sie sind völlig verunsichert, wollen – nicht nur beim Arzt – immer alles abchecken und abklären lassen. Ich staune immer wieder über Patienten, die mir gegenübersitzen und sich wundern, dass ihr Kopf schmerzt, wenn sie im Stress sind. Und was tun sie dagegen? Sie schlucken zu viele Pillen. Würden sie ein bisschen mehr auf ihren Körper hören, bräuchten sie weder die Medikamente noch mich. Ich lebe zu etwa 80 Prozent davon, dass die Menschen aufgehört haben, auf ihre Intuition zu hören. Ich sage meinen Patienten so häufig: Esst vernünftig, gebt eurem Geist und eurem Körper Zeit zur Regeneration, macht Yoga (oder eine andere Sportart zur Energiebewegung) und pflegt eure Beziehungen – dann braucht ihr keinen Arzt. Das meine ich vollkommen ernst. Aber wenn Patienten nicht auf mich und vor allem sich selbst hören, haben sie Probleme. Die chinesische Medizin, die Psychotherapie oder Yoga sind Hilfsmittel. Hilfsmittel, die einerseits zum besseren Verständnis dienen, andererseits dazu eingesetzt werden können, um zu therapieren, um etwas anzustoßen. Wichtigster Bestandteil jeder Therapie ist jedoch, dass der Patient selbst etwas macht.

Drei ganz einfache Fragen

Das Spannende ist: Wir haben ja alle unser Päckchen zu tragen. Fast jeder hat schon einmal Liebeskummer gehabt, viele eine Scheidung durchlebt, Ärger im Job oder Arbeitslosigkeit erlebt. Alle unsere Eltern werden irgendwann sterben. Entweder man zerbricht daran oder trauert, wird wütend, verzweifelt oder geht eben nach dem Durchlaufen der Trauerphase weiter.

Eigentlich müsste ich meinen Patienten nur drei Fragen stellen: Was macht die Liebe? Wie sieht es mit der Familie aus? Wie läuft's im Job? Es geht eigentlich nur darum und wie der Einzelne damit umgeht.

Sich diese Fragen auch mal selbst zu stellen bedarf es zugegebenermaßen manchmal etwas Mut und Kraft und eines gesunden Selbstbewusstseins – gerade wenn es auf einer dieser Ebenen Probleme gibt. Aber eigentlich sind es die essenziellen Lebensfragen. Und spätestens dann, wenn man Symptome hat, bei denen Ärzte keine körperlichen Ursachen finden, sollte man sich ganz für sich alleine fragen: Ist mit meiner Beziehung alles in Ordnung? Wie fühle ich mich in meiner Arbeit? Gibt es irgendwelche ungeklärten familiären Probleme? Wichtig dabei ist allerdings, dass man sich selbst ehrliche Antworten gibt. Findet man etwas, kann man versuchen, dieses Problem mit oder ohne Hilfe zu lösen – und mit großer Wahrscheinlichkeit werden die körperlichen Symptome verschwinden.

Die drei Fragen nach Liebe, Familie und Job können also eine erste Tür sein, die man öffnen muss, um letztendlich im wahrsten Sinn des Wortes ungesunde Dinge gehen zu lassen.

Drei Säulen der Heilung

Wenn ich mit meinen Patienten arbeite, bediene ich mich zur Gesunderhaltung und Gesundung – neben der Schulmedizin – eines Modells, das aus drei Säulen besteht. So können wir gemeinsam ein Konzept entwickeln. Dieses Konzept kann aber auch außerhalb meiner Praxis, mit dem eigenen Arzt oder Therapeuten, erarbeitet werden. Wichtig ist, dass die Betroffenen die Systematik dahinter verstehen.

Die erste Säule stellt die kognitive Arbeit, im Einzelfall die Psychotherapie dar. Denn oft ist es wichtig, erst einmal zu verstehen, warum man sich auf eine bestimmte Art und Weise verhält – und zwar immer. Man muss die kleinen oder größeren »Leichen« im Keller suchen. Oft überweise ich Patienten dann natürlich auch zu Spezialisten, mit denen ich eng zusammenarbeite.

Die zweite Säule des Drei-Säulen-Modells stellt die körperliche Therapie dar. Es geht darum, durch körperliche Aktivität auf Seele und Geist einzugehen, sich wortwörtlich wohl in seiner Haut zu fühlen. Bei meinen Patienten komme ich hier mit dem Thema Akupunktur ins Spiel, bei der ich mithilfe der Nadeln Energien bewege, deren sich die Patienten meist gar nicht bewusst waren. Andererseits erarbeite ich mit ihnen gemeinsam Möglichkeiten, diese Energien selbst zu bewegen, indem sie Yoga machen, Kampfsport betreiben oder eine andere Sportart finden.

Die dritte Säule wird meiner Meinung nach oft völlig unterschätzt. Es ist die kreative Arbeit, etwas, wie es die Chinesen ausdrücken, »mit dem Herzen« zu machen. Kreativität bedeutet ganz praktisch, am Kopf vorbei direkt mit dem Herzen etwas zu gestalten, in welcher Form auch immer, um, wie man es im modernen Sprachgebrauch ausdrücken würde, »die Resilienz zu stärken«. Dazu komme ich gleich, bevor ich Ihnen noch einen anderen Begriff vorstellen möchte, der meiner Meinung nach wunderbar veranschaulicht, dass Gesundheit ein Prozess und eine Lebenseinstellung ist und kein Zustand.

Salutogenese – die Entstehung der Gesundheit

Salutogenese, zusammengesetzt aus »Salus«, das Heil, die Gesundheit, und »Genese«, die Entstehung, bedeutet also die Entstehung der Gesundheit im Gegensatz zur Pathogenese, der Entstehung von Krankheiten.

Entwickelt vom amerikanischen Medizinsoziologen Aaron Antonovsky, stellt die Salutogenese nicht Fragen nach den biologischen Ursachen und Risikofaktoren für Krankheiten, sondern sucht stattdessen nach den Bedingungen von Gesundheit und nach Faktoren, die gesund erhalten. Antonovsky illustriert sein Konzept mit dem schönen Bild eines gefährlichen Flusses, in dessen Strömungen, Stromschnellen, Strudeln und Windungen sich die Menschen in einem ständig bedrohten gesundheitlichen Gleichgewicht befinden. Diese Stromschnellen und Strömungen entsprechen Stresserfahrungen, Krisen und Schicksalsschlägen. Ein Arzt mit seiner pathogenetisch ausgerichteten Medizin würde selbstverständlich versuchen, den Bedrohten aus dem Fluss zu befreien. In der Salutogenese dagegen geht es darum, dem Menschen beizubringen, wie er schwimmt, und zwar möglichst so gut schwimmt, dass er auch mit den Strudeln und Strömungen im Fluss zurechtkommt. So soll dem Schwimmer also ermöglicht werden, mit seinen eigenen Fähigkeiten den Herausforderungen des Lebens zu begegnen. Der Lebensfluss bleibt dabei immer so, wie er ist, doch der Mensch kann lernen, seine eigenen »Schwimmtechniken« zu verbessern. Dazu benötigen die einen eben mehr und die anderen weniger Hilfe.

Die individuelle Fähigkeit zu »schwimmen« entspricht einer persönlichen Eigenschaft, der Widerstandskraft, die ich hier einfachheitshalber mit Resilienz (siehe unten) gleichsetze. Je widerstandsfähiger, körperlich wie psychisch, wir sind, desto gesünder bleiben wir, desto besser schwimmen wir. Widerstandsfähige Menschen können die Krise sogar als Möglichkeit zur Weiterentwicklung sehen.

Was ich als Arzt an der Salutogenese so interessant finde: Im Studium lernen wir sieben Jahre lang, wie Krankheiten entstehen – und natürlich, wie man sie bekämpfen kann. Aber es geht nur sehr selten darum, wie man Gesundheit erhält. Die Aufgabe des Arztes sehe ich daher vor allem als Wegbegleiter im Prozess der Gesundheit und als Vermittler einer Lebenseinstellung zur Gesunderhaltung.

Resilienz – das seelische Immunsystem

Jeder kennt solche Menschen: Egal, was ihnen passiert, sie stehen immer wieder auf. Oder man lernt jemanden kennen, der eine großartige positive und kraftvolle Ausstrahlung hat – und erfährt von ihm erst später, welche Schicksalsschläge er erlitten hat. Ich spreche hier nicht von jemandem, der seine Traumata verdrängt hat. Sondern von Menschen, die Schicksalsschläge erlebt haben oder auch aus Verhältnissen stammen, die ihnen alles andere als eine gute Startposition gegeben haben, und die trotzdem ihren Weg gehen. Und zwar nicht unter Einsatz von Ellbogen und verbissenem Ehrgeiz. Nein, es gibt Menschen, die ausgeglichen und in ihrem Leben erfolgreich sind (was nicht mit finanziellem Erfolg zusammenhängen muss) und noch dazu sympathisch, empathisch mit ihren Mitmenschen umgehen. Wenn Sie einen solchen Menschen kennen, dann kennen Sie einen Menschen mit einer ausgeprägten Resilienz.

Mit Resilienz wird also die innere Stärke eines Menschen bezeichnet, die Fähigkeit, Konflikte, Niederlagen und Lebenskrisen wie schwere Erkrankungen (eigene oder die von Menschen, die einem nahestehen), den Verlust einer geliebten Person, eine Entlassung, aber auch alltägliche Krisen und Lebensveränderungen wie Pubertät, Elternschaft oder das Ende der Berufstätigkeit zu meistern. Sie ist quasi das Immunsystem der Seele. Warum ich sie an dieser Stelle erwähne? Weil auch die Resilienz ein wunderbares Erklärungsmodell ist. Wahrscheinlich, weil diese innere Stärke ein wenig dem Erklärungsmodell der TCM ähnelt – und ich mich immer freue, wenn es nicht nur die Chinesen sind, die etwas verstanden haben. Vor allem aber, weil man Resilienz trainieren kann. Und weil ich persönlich finde, dass dieses Thema schon sehr, sehr nahe am gesunden Menschenverstand ist.

Resilienz-Faktoren und -Verhaltensweisen

Die Resilienzforschung umfasst mittlerweile zahlreiche Studien und Veröffentlichungen und nicht alle nennen die exakt gleichen Faktoren und Verhaltensweisen, die Resilienz fördern. Ich möchte hier diejenigen kurz aufführen, die mich persönlich überzeugen.

Wir kommen alle mit einer mehr oder weniger vorhandenen Resilienz auf die Welt, man kann aber auch lernen, seine Resilienz zu stärken. Auch wenn sich hier, wie man zugeben muss, der eine leichter, der andere schwerer tut, je nach seiner »Ausgangswiderstandskraft«, ob die nun erlernt oder angeboren ist.

Resilienz bedeutet auch, dass man sich bewusst in schwierigen Situationen mit Leuten umgibt, die einem guttun, oder Menschen vermeidet, die einem die Kraft aussaugen. Im Kapitel »Sich und anderen zuhören« werde ich noch darauf zurückkommen, wie wichtig ehrliche und stabile Beziehungen für die Gesunderhaltung sind. Eine Stärke, die nicht jeder von uns aufbringt, ist aber auch die regelmäßige Wertschätzung der eigenen Person gegenüber, jeden Tag, selbst wenn es nur ein paar Minuten sind, achtsam mit sich selbst umzugehen, Rituale für sich selbst in den Alltag einzubauen. Das gehört klar in den Bereich Resilienz.

Eine grundsätzlich optimistische Einstellung, die überhaupt nichts mit Naivität zu tun hat, trägt zur seelischen Widerstandskraft bei. Sie wird im Chinesischen zum Beispiel durch die Stärkung des Herzsystems gefördert. Und Letzteres wird, wie schon geschildert, vor allem durch Kreativität gestärkt.

Weitere Resilienzfaktoren sind:

- Die Fähigkeit, seine Emotionen im Zaum zu halten und mit Geduld an die Dinge heranzutreten

- Die Fähigkeit, Unabänderliches zu akzeptieren, ohne in Fatalismus abzugleiten

- Die Bereitschaft, Verantwortung zu übernehmen (im Gegensatz zur Einnahme der Opferrolle)

- Lösungsorientiertes und kreatives Denken

- Das Vertrauen in die Fähigkeit und der Wille, sein Leben selbst zu gestalten

- Die Fähigkeit, um Hilfe zu bitten und Hilfe anzunehmen

- Selbstliebe, also achtsamer Umgang mit sich selbst, der nichts mit Egoismus zu tun hat

- Ganz nach meiner Philosophie empfehlen einige Experten auch Ausdauersport. Das finde ich natürlich besonders interessant, weil man damit über den Körper die Seele erreicht.

Und übrigens: Resiliente Menschen sind keine Dauergrinser. Sie sind nicht unverwundbar oder machen niemals pessimistische Phasen durch. Sie erleben Ängste und Unsicherheiten genau wie jeder andere. Aber sie lassen sich nicht langfristig davon runterdrücken, und sie verhaften nicht an ihren Problemen. Ich finde daher gerade einen der oben genannten Punkte sehr wichtig: die Fähigkeit, um Hilfe zu bitten und Hilfe anzunehmen. Und ein erster Schritt dazu kann auch sein, einfach einmal mit dem Hausarzt darüber zu sprechen.

Unser täglicher Wahnsinn

Ich persönlich liebe es, mit meiner Familie aufs Land und auf unsere Berghütte zu fahren, die wir uns mit Freunden teilen. Wenn wir dann aber dort ankommen und bei unseren Bauern Milch holen, merke ich, wie das Landwirtspaar, mit etwas Belustigung, richtig vor uns »zurückschreckt«. Dabei sind sie sehr modern, betreiben einen nachhaltigen Bauernhof und sind etwa so alt wie wir. Aber wenn wir dann ihre Türe aufmachen, merke ich, mit welchem Speed wir hier in der Stadt immer durch die

Gegend laufen und wie ich selbst immer noch »geladen« bin. Innerhalb der nächsten zwei Tage auf der Hütte schalte ich dann auch auf einen viel ruhigeren Modus, laufe mit dreckigen Bergstiefeln durch die Gegend, lasse mir für alles Zeit. Und dann fahren wir zurück nach München, kommen an dieser wunderbar schicken Eisdiele vorbei, bei der im Sommer hundert Leute Schlange stehen für ein Eis, und ich denke mir: »Die spinnen doch alle!« Dabei müsste ich mich manchmal nur selbst beobachten und käme bezüglich meines eigenen Verhaltens zu demselben Schluss. Genau deshalb ist es auch so wichtig, sich ab und zu einen Ausgleich zu schaffen und sich vor allem zu hinterfragen, wie völlig verrückt man eigentlich durch die Gegend rast.

Unser Alltag hat sich aber auch einfach beschleunigt. Versuchen Sie mal auf einem zehn Jahre alten Computer ein Softwareprogramm von heute zu spielen. Der Bildschirm zeigt nur »Error«. Ich finde es selbst immer wieder faszinierend, dass ich meine Facharbeit fürs Abitur noch auf der Schreibmaschine geschrieben habe, dabei ist das doch noch gar nicht so lange her. Habe ich mich damals vertippt, musste ich eine neue Seite beginnen. Hat man sich dann später mit einem Kollegen ausgetauscht, wurde ein Brief diktiert, der von der Sekretärin geschrieben und dann per Post verschickt wurde. Nach etwa zwei Tagen kam er an, wurde irgendwann geöffnet und gelesen. Dann wurde ein Antwortschreiben diktiert und so weiter. Der Vorgang vom ersten Brief bis zur Antwort dauerte mindestens eine Woche. Heute berichten mir Patienten, dass sie am Wochenende drei- bis vierhundert E-Mails beantworten müssen. Und die mobile Dauerpräsenz verfolgt sie bis an den Strand im Urlaub. Und neben dieser qualitativen Beschleunigung hat auch die Anzahl der Rollen, die wir im Leben perfekt spielen wollen und sollen, zugenommen. Sei es im Job, als Ehemann, Liebhaber, Freund, Sportler, Vater oder Sohn, wir wollen immer optimal funktionieren und dabei noch gut aussehen. Das bedeutet natürlich einen täglichen Wahnsinn.

Abenteuerurlaub spielt dem Wahnsinn in die Hände

Sehr oft unterhalte ich mich mit meinen Patienten über ihre Urlaubspläne. Und diese zeigen oft, wie wenig wir fähig sind, aus dem täglichen Wahnsinn auszusteigen.

Ein Ehepaar, langjährige Patienten, erzählte mir ganz begeistert, dass es sich endlich seinen Wunsch erfüllen und eine Afrikasafari buchen wollte. Normalerweise hätte ich mich sicher mit ihnen gefreut, aber ich kenne diese beiden wirklich schon lange und natürlich auch ihren gesundheitlichen Hintergrund. Der Ehemann leidet seit Jahren unter chronisch rezidivierendem (immer wiederkehrendem) Hexenschuss, war aber bisher nicht bereit, sich mit diesem Problem – außer durch Akupunktur im Akutfall und Yoga – weiter auseinanderzusetzen. Sie ist die jüngste von fünf Geschwistern und war ein »Unfall«. Das ließen sie ihre Eltern auch während ihrer Kindheit und Jugend spüren. Dennoch war meine Patientin, da sie die Einzige war, die noch in derselben Stadt wie die Eltern lebte, auch die Einzige, die sich nach dem Tod des Vaters um ihre an Alzheimer erkrankte Mutter im Pflegeheim kümmerte. Das ohnehin schwierige Mutter-Tochter-Verhältnis wurde durch die krankheitsbedingte Boshaftigkeit der Mutter noch erschwert. Dennoch pflegte meine Patientin ihre Mutter bis zum Tod – und erlitt kurz darauf einen Hörsturz. Kaum hatte sie diesen überstanden, entstand die Idee der beiden zur Afrikasafari. Ich fragte also vorsichtig, ob die beiden wirklich davon überzeugt seien, dass eine Abenteuerreise in diesem Moment tatsächlich das Richtige für sie sei. Sie waren zunächst kurz irritiert, gaben dann aber zu, dass sie einen ähnlichen Gedanken auch schon diskutiert hätten. Letztendlich buchten sie ihre Reise um und machten eine dreiwöchige Ayurvedakur. Denn ich hatte sie ja schon zwei Jahre zuvor zum Yoga »genötigt« und sie konnten die positive Wirkung nicht abstreiten. Beide kamen mit buchstäblich leuchtenden Augen und gesund von ihrer Reise zurück.

Manchmal tobt der Wahnsinn in unserem Leben, ausgelöst durch Umstände wie Beruf oder Familie, sodass das Letzte, was wir in unserer Freizeit brauchen, weiterer Input ist. Wenn dann Patienten, die bisher an einem Brückentag-Wochenende für vier Tage nach Dubai geflogen sind, plötzlich zu mir kommen und das nächste lange Wochenende auf einer Berghütte im Bayerischen Wald planen, mache ich mir keine Sorgen mehr um sie. Sie haben es verstanden.

Der gesunde Menschenverstand

Hier könnte eine Zusammenfassung stehen in der Art von »Der gesunde Menschenverstand – die wichtigsten Tipps«. Doch einfach ein paar vorgegebenen Tipps zu folgen, entspricht eben genau nicht dem gesunden Menschenverstand. Er hat seinen Schwerpunkt nicht beim Verstand, sondern vielmehr bei der eigenen Intuition, dem viel zitierten Bauchgefühl.

Wenn Sie sich nicht wohl fühlen, ohne dass es körperliche Ursachen dafür gibt – stellen Sie sich selbst die folgenden drei Fragen, die ich oft meinen Patienten stelle.

- Was macht die Liebe?
- Wie läuft es im Beruf?
- Wie sieht es mit der Familie aus?

Beantworten Sie diese Fragen ehrlich – und sie werden INTUITIV oft merken, wo das Problem liegt.
Vielleicht können Ihnen auch die vielen Beispiele aus diesem Buch ein wenig Hilfestellung geben. Ich motiviere meine Patienten immer, selbst etwas an ihrer Situation zu ändern. Kommen sie damit an ihre Grenzen, überzeuge ich sie davon, dass es ziemlich clever ist, professionelle Unterstützung, zum Beispiel durch einen Psychotherapeuten, anzunehmen. Und zur Angst oder Hemmung davor, habe ich schon alles im Kapitel Psychosomatik gesagt.

Jeder Mensch hat einen gesunden Menschenverstand. Setzen Sie Ihren ein!

Atem ist Leben

Ich bin immer noch ein bisschen Chirurg, der gerne körperlich therapiert und körperliche Ergebnisse sehen will. Der Körper zickt, wenn du ein seelisches Problem hast. Aber du kannst die Seele im Gegenzug auch über deinen Körper heilen. Das sehe ich als meine ärztliche Aufgabe. Und das funktioniert auch ganz banal beim Sport oder beim Yoga, wenn man sich wohl in seiner Haut fühlt. Die Akupunktur geht noch ein Stück weiter. Zum Yoga komme ich weiter unten noch ausführlicher. Beginnen möchte ich gerne mit dem alles übergreifenden Thema Atem.

Wenn ich meinen Patienten sage, dass sie mit bestimmten Atemübungen schon einen großen Schritt in Richtung Gesundheit und Gesunderhaltung machen können, schauen sie mich etwas verwirrt an. Schließlich KANN jeder atmen, sonst würde er ja sterben. Sicher, aber wie schon unter dem Thema »Lunge« bei den Fehlfunktionen beschrieben, geht es bei der Atmung um viel mehr als die reine Sauerstoffaufnahme. Das zeigt auch das schon geschilderte Phänomen, dass man bei der bloßen Vorstellung bestimmter Emotionen automatisch beginnt, anders zu atmen. Oder natürlich auch Beschreibungen wie »endlich aufatmen« nach emotionaler Anspannung oder »tief Luft holen« zum Beispiel vor einem emotional schwierigen Termin. All dies hat nichts mit der reinen Sauerstoffaufnahme zu tun.

Atmen üben

Aus diesem Grund müssen wir natürlich nicht üben, wie wir Luft holen, sondern wie wir atmen. Denn mit dem Atmen können wir unsere Emotionen beeinflussen, Energien steuern und sogar den Puls beruhigen. Yogis bedienen sich dazu verschiedener Techniken, doch man muss kein Yogi sein, um gesund zu atmen.

Es gibt ein paar einfache Übungen, die ich selbst gerne im Stillen oder während des Sportes praktiziere oder mit meinem Patienten einübe, mit denen man viel für sich erreichen kann:

Übung 1

Bei der ersten Übung sollten Sie sitzen, am besten im Schneidersitz auf dem Boden oder, wenn Sie Rückenprobleme haben, auf einem kleinen Kissen. Dann schließen Sie die Augen und stellen sich vor, wie Sie mit dem Einatmen Luft über den Scheitel des Kopfes in sich hineinsaugen, sie durch den Körper fließen lassen und über den Steiß langsam wieder ausatmen. Taktgeber ist Ihr eigener Herzschlag, dem Sie in der Ruheposition gut nachspüren können. Sie atmen also beispielsweise erst vier Herzschläge lang ein, halten den Atem kurz an und atmen dann vier Herzschläge lang aus. Dann versuchen Sie die Ausatmungssequenzen immer länger zu gestalten, um irgendwann doppelt oder dreimal so lange aus- wie einzuatmen.

Anfangs werden Sie denken, das könne nicht funktionieren, und leichte Erstickungsgefühle haben. Wenn Sie es aber ein bisschen üben, können Sie mit einem Pulsmesser feststellen, dass der Puls wirklich absinkt. Und Sie werden es auch fühlen. Gerade in angespannten beruflichen oder privaten Situationen oder selbst mitten in einem Meeting lässt sich diese Atemübung ganz leicht und unauffällig durchführen und wird Sie sofort ruhiger werden lassen.

Und sie funktioniert auch beim Sport. Probieren Sie es mal beim Joggen aus, besonders wenn Sie gerade erst mit dem Laufen angefangen haben. Auch da denkt man am Anfang, man würde gleich ersticken. Vertraut man aber der Übung, geht es plötzlich ganz leicht und Sie merken: »Ich atme ganz locker, bekomme genügend Sauerstoff und der Puls wird wirklich langsamer.« Das finde ich absolut bemerkenswert.

Ich selbst greife auch immer wieder darauf zurück, wenn ich schwimme. Dazu mehr im Kapitel »Der bewegte Mensch« (Seite 210) und dem Abschnitt »Unter Wasser atmen« (Seite 212).

Atmen gegen den Druck

Patienten, die so unter Druck stehen, dass sie abends nicht einschlafen können, verspüren oft, sobald sie im Bett liegen, ein unangenehmes Herzklopfen und/oder einen beängstigenden Druck auf dem Brustkorb und empfinden dabei manchmal buchstäblich Todesangst. Im Gegensatz zu organischen Lungen- oder Herzerkrankungen tauchen diese Schmerzen weder im Alltag noch beim Sport auf, sondern erst im Ruhezustand, wenn sie Zeit haben, in sich hineinzuhören. Diesen Patienten zeige ich zwei sehr einfache Atemübungen, um Lunge und Herz, das ja in der TCM auch der

Sitz der Emotionen ist, zu stärken. Mit ein wenig Übung glücken diese Atemübungen sehr gut, und die zunächst angsteinflößenden Symptome verschwinden sofort.

Übung 2

Bei beiden Übungen sollten Sie flach auf dem Rücken liegen. Die erste nennt sich »Wellenatmung«. Sie legen eine Hand auf den Brustkorb, die andere auf den Bauch und schließen die Augen. Dann beginnen Sie damit, tief in den Bauch (wenn möglich nur in den Bauch) einzuatmen, sodass Ihre eine Hand angehoben wird, beim zweiten Teil der Einatmung konzentrieren Sie sich darauf, tief in den Brustraum zu atmen, sodass auch Ihre andere Hand gehoben wird. Dann halten Sie den Atem einen Moment an und atmen so langsam wie möglich zuerst aus dem Bauch und schließlich aus dem Brustkorb wieder aus. So entsteht eine Wellenbewegung. Die Sequenzen des Ausatmens werden immer weiter verlängert (wie bei der oben geschilderten Atemübung). Später kann man diese Übung noch steigern, indem man die Einatmung im Bauch beginnt und über den Brustkorb noch als dritte Phase bis unter das Schlüsselbein einatmet und entsprechend auch wieder ausatmet: Bauch, Brust, Schlüsselbein.

Übung 3

Die zweite Übung wird Ihnen vor allem klarmachen, wie stark Ihre Lunge ist, wie selbstbewusst. Wieder liegen Sie mit geschlossenen Augen auf dem Rücken, diesmal mit beiden Händen flach auf dem Brustkorb, sodass die Fingerspitzen zueinander zeigen und sich ein oder zwei Finger beider Hände gerade noch berühren. Nun atmen Sie ganz tief in den Brustkorb ein. Durch das Heben des Brustkorbs entfernen sich die aneinanderliegenden Fingerspitzen zwar in Wahrheit nur ein paar Millimeter voneinander, doch mit geschlossenen Augen wird es sich für Sie anfühlen, als sei plötzlich unendlich viel Raum dazwischen, den allein die Kraft Ihrer Lunge geschaffen hat. Mit dem Ausatmen berühren sich die Fingerspitzen wieder, und Sie kommen in den Ursprungszustand zurück. Durch die körperliche Vorstellung von Kraft erhält Ihre Lunge ein ungeheures Selbstbewusstsein und damit auch die Stärke, um loszulassen oder eine schwierige Situation zu überwinden. Ich übe das mit meinen Patienten deswegen zuerst in der Praxis, damit sie sehen, dass es wirklich funktioniert. Dann werden sie die Übung zu Hause gerne regelmäßig selbst anwenden.

Selbstbewusstsein atmen

Wenn man lernt, richtig zu atmen, löst sich jede Panik, und das Selbstbewusstsein stabilisiert sich. Ich kenne das auch selbst – natürlich mal wieder – vom Yoga. Ich mag zum Beispiel die Stellung des »Kriegers« nicht, da gerate ich regelmäßig in Panik, wenn ich versuche, in der Position zu bleiben, und nur noch denke: »Ich kann nicht mehr, ich will aufstehen!« Und dann kommt die Yogalehrerin und sagt: »Jetzt atme doch mal richtig!« Und man grummelt nur innerlich: »Was soll das, ich atme die ganze Zeit!« Aber dann leitet sie deine Atmung an und plötzlich kommst du aus dem Gehechle heraus, atmest richtig tief und merkst: Du kannst die Haltung noch zwei, drei Minuten länger halten – was vorher unvorstellbar war. Wenn es dann gelingt, diese Erfahrung mit in den Alltag zu nehmen, hat man gewonnen. Man bekommt ein ganz anderes Selbstbewusstsein. Und wenn man das nächste Mal in eine Stresssituation kommt und in Panik gerät, versucht man, darauf zurückzugreifen. Erfahrene Yogis können durch tiefe Atmung die Stressreaktion verhindern oder auflösen. Aber auch mit nur wenig Übung kann es gelingen, Stress durch Atmung auf alle Fälle zu reduzieren.

Karate-Atmung

Vor einiger Zeit kam ein circa 50-jähriger Patient mit einem seit vier Jahren immer wiederkehrenden Gehirntumor in meine Praxis, der einfach einen Hausarzt suchte. Wir sprachen sehr lange und ausführlich über seine Erkrankung, und ich war fasziniert von der Ruhe und Kraft, die dieser Mann ausstrahlt. Denn natürlich ist ein solcher Tumor eine enorme psychische Belastung. Zudem wurde er bereits mehrmals operiert, musste sich einer Strahlentherapie unterziehen und leidet inzwischen an einem chronischen Schmerzsyndrom sowie einer leichten halbseitigen Lähmung. Dabei ist er noch voll berufstätig und hat vier Söhne. Im Grunde weiß er aber nicht, ob er noch drei Wochen oder drei Jahre zu leben hat, möchte nur unbedingt noch so lange durchhalten, bis seine Söhne aus dem Haus sind. Nebenbei erzählte er mir dann, dass er seit seiner ersten Operation täglich Atemübungen nach dem Aufstehen und vor dem Schlafengehen praktiziere. Das hatte er allerdings nicht in einer Therapie gelernt, sondern beim Karatetraining – das ihm jetzt leider körperlich nicht mehr möglich war.

Mir war bisher nicht bewusst gewesen, dass Atmung beim Karate eine so außerordentliche Wichtigkeit besitzt, aber es erinnerte mich an meinen Patienten, der vom Teakwondo zur Meditation kam, über den ich später noch berichten werde. Tatsächlich bin ich überzeugt, dass der erwähnte Patient mit dem Tumor seine bewundernswerte Kraft vor allem aus dieser täglichen Atemmeditationsübung schöpft.

Yoga – ein Weg zum Selbstbewusstsein

Manchmal fühle ich mich in meiner Praxis ein bisschen wie der Wolf im Schafspelz. Zwar kommen viele Patienten zu mir auf Empfehlung – und wissen dann natürlich schon, was sie erwartet. Andere suchen einfach nur einen Allgemeinarzt. Dass sie dann an jemanden geraten, der an Wertschätzung und Achtsamkeit sich selbst gegenüber appelliert, wissen sie nicht. Ich führe sie also vorsichtig da hin. Viele von ihnen schrecken aber schon vor den Worten »Yoga« oder gar »Meditation« zurück – mir selbst wäre es noch bis vor etwa 15 Jahren nicht anders gegangen. Oft zitiere ich dann den härtesten »Eisenmann« der Welt, um zumindest schon mal die Angst vor dem Yoga zu überwinden. Jan Frodeno, Europameister im Triathlon 2018, Olympiasieger von 2008 und Gewinner des Ironman Hawaii 2015 und 2016, beschrieb seine Wettkampfvorbereitung einmal plakativ als »beim Schinden zu sich selbst finden« und erläutert Grundlagen, die es ihm ermöglichen, psychisch wie physisch in der Lage zu sein, eine so extreme Leistung wie den Ironman zu überstehen und sogar zu gewinnen. Zur Erinnerung:

Ironman bedeutet: 3,9 Kilometer Schwimmen, 180 Kilometer Radfahren und anschließend ein Marathonlauf über 42 Kilometer. Eine der wichtigsten dieser Grundlagen für Frodeno ist unter anderem Yoga als Athletiktraining. Um die extreme Leistung eines Triathlons zu überstehen, muss der Rumpf stabilisiert werden, damit die peripheren Muskeln nicht so viel kompensieren müssen. »Kleine Bewegungen, die nach Hausfrauensport aussehen, dabei aber abartig reinhauen. Man kann sich dadurch viele Verletzungen und andere Dramen ersparen.« Abgesehen von dieser körperlichen Vorbereitung dient Yoga natürlich auch der mentalen Vorbereitung für die – eben auch mentale – Mammutleistung Ironman, da sich Yoga nicht zuletzt im Kopf abspielt.

Manche (Männer) bekomme ich wirklich erst dann dazu, es mit Yoga zumindest einmal zu probieren, wenn ich ihnen von Frodeno erzähle oder davon, dass für die meisten Fußballer Yoga zum Trainingsstandard dazugehört. Die deutsche Fußballnationalmannschaft wird beispielsweise seit Jahren vom bekannten Yogalehrer Dr. Patrick Broome betreut.

Warum ich jeden zum Yoga schicke

So, nun habe ich hoffentlich genug vom Yoga als Thema für Esoteriker abgelenkt. Ich sage zu meinen männlichen Patienten manchmal auch provozierend: »Sie denken, Sie sind hart? Gehen Sie ins Yoga – dann heulen Sie!«

Vor allem aber geht es mir mit Yoga wie mit der Akupunktur:

Ich liebe es, weil es wirkt. Einen ähnlichen Effekt wie Yoga sollen auch Thai Chi oder Qi Gong erzielen. Aber damit kann ich persönlich nicht so viel anfangen. Wie gesagt ist das eine ganz persönliche Entscheidung. Für mich stellt Yoga die perfekte Methode dar, mit den eigenen Energien zu spielen. Und: Für mich ist es die ideale Möglichkeit, wenigstens einmal die Woche (und diese Zeit sollten Sie sich mindestens für sich nehmen) den Kopf freizubekommen. Es gibt (gute) Yogastudios an jeder Ecke. Wovon ich allerdings dringend abrate, ist, zu Hause mit einer DVD oder einem Onlinetraining anzufangen. Denn da korrigiert keiner Ihre Haltung, und Sie lernen ganz sicher nicht die richtige, so enorm wichtige Atmung.

Es gibt verschiedene Ausprägungen von Yoga. Ich selbst praktiziere Hatha-Yoga. Wie Selverajan Yesudian es in seinem Buch »Sport + Yoga« beschreibt: »Es gibt Yogastile, deren Weg über die Disziplinierung des Verstandes führt, (…) solche, die mit der Herrschaft über die Gefühle beginnen, und es gibt andere, deren Ausgangspunkt der Körper ist. Je nach Anlage und Fähigkeiten des Schülers (…) empfiehlt es sich jedoch, mit jenem Yoga zu beginnen, dessen Ausgangspunkt der Körper ist. Dies ist der Weg der vollkommenen Gesundheit (…): Hatha-Yoga.« Beim Hatha-Yoga geht es, sehr kurz gefasst, um Energieströmungen, die durch die Yogaübungen im Gleichgewicht gehalten werden. Yesudian schreibt weiter: »Der Körper reagiert auf die kleinsten Regungen der Seele, und die Seele empfindet nachhaltig den Zustand des Körpers. Diese Wechselwirkung wird vom Hatha-Yoga benützt, um beide, Seele und Körper, gesund zu machen.«

So einfach geht es aber natürlich in unserer alltäglichen westlichen Praxis nicht. Doch ich habe kaum einen Patienten erlebt, den ich zum Yoga geschickt habe und der auch die Geduld aufgebracht hat, ein wenig dabeizubleiben, der dann nicht deutlich den fördernden Aspekt auf seine Gesundung erlebt hat. Übrigens, auch beim Aggressionsabbau ist Yoga viel wirkungsvoller als Kraftsport mit großen Gewichten oder ein verbissener Zehn-Kilometer-Lauf. Und mancher Ehestreit lässt sich vermeiden, wenn einer der Partner einfach erst mal in eine Yogastunde geht. Ich habe ja schon betont, dass ich gerne empfehle, was ich selbst ausprobiert habe.

Meine Yogalehrerin stellte einmal sehr schön fest, Yoga sei die Schule des Selbstbewusstseins. Es geht nicht darum, dass du noch toller wirst, sondern du wirst dir deiner selbst bewusst, du wirst dir bewusst, was gut oder schlecht für dich ist. Du schützt dich besser vor Dingen, Menschen oder Taten, die nicht gut für dich sind. Und dies ohne Gehirnwäsche, sondern nur durch körperliche Erfahrungen während und nach der Yogaübung.

In welchem Studio Sie Yoga praktizieren, ist unwichtig. Aus meiner Sicht ist nur entscheidend, dass Ihnen der Yogalehrer sympathisch ist. Das Studio muss nicht berühmt oder schick sein. Es kann auch ein Keller in der Volkshochschule sein. Wichtig ist meiner Meinung nach nur, dass es keinen Aufwand bedeutet, dorthin zu kommen. Ich fahre jeden Tag auf dem Weg zur oder von der Arbeit mit dem Rad an meinem Studio vorbei. Dort gibt es bestimmt zehn Yogalehrer, die alle sehr gut sind, aber ich fühle mich nur bei einer wirklich wohl und schätze vor allem den

Effekt, den ich nach einer Stunde bei ihr erfahre: Ich spreche langsamer, bin geduldiger und habe ein zufriedenes Lächeln auf den Lippen. Es geschieht einfach.

Atem und Yoga

- Die Wirkung der richtigen Atmung auf Körper und Psyche wird bei uns im Westen komplett unterschätzt!
- Mit unserem Atem können wir Emotionen beeinflussen, Energien steuern, das Herz beruhigen.
- Suchen Sie sich eine Atemübung (eine aus diesem Kapitel oder von Ihrem Arzt empfohlen) aus, die Sie leicht erlernen und in kritischen Situationen jederzeit und überall durchführen können.
- Tiefes, ruhiges Atmen verleiht Stabilität und Ruhe und stärkt damit das Selbstbewusstsein. Probieren Sie es aus! Es wirkt!
- Yoga stellt für mich die perfekte Methode dar, mit unseren Energien zu spielen und sie im Gleichgewicht zu halten. Und: Yoga ist vor allem Atmen!
- Yoga stärkt Ihr Selbstbewusstsein. Sie werden sich Ihrer selbst bewusst: Sie werden sich bewusst, was gut und schlecht für Sie ist. Sie können sich besser vor Dingen und Menschen schützen, die nicht gut für Sie sind – und das ausschließlich durch körperliche Erfahrung – und Atmung.
- Das richtige Yogastudio ist das um die nächste Ecke, wohin Sie ohne Aufwand (und damit regelmäßig) kommen.
- Der richtige Yogalehrer / die richtige Yogalehrerin sollte Ihnen sympathisch sein (ganz ähnlich wie beim Arzt).

- Fangen Sie mit einem niedrigen Level an und steigern sich in Ihrem eigenen Tempo. Es geht beim Yoga nicht um besser, schneller, höher, weiter.

Ruhe und Bewegung

Erschrecken Sie bitte nicht – ja, nach den Atemübungen und Yoga kommt nun auch noch die Meditation. Die positive Wirkung der Meditation auf Geist, Seele und Körper ist zumindest teilweise wissenschaftlich bewiesen.

Meditation

Wer sich dem Thema vorsichtig nähern will, dem kann ich – und das wird das zweite und letzte Buch sein, das ich so direkt empfehle – »Running Buddha – Laufend zu sich selbst finden« vom Meditationsmeister und Marathonläufer Sakyong Mipham ans Herz legen. Der Autor ist einerseits ein hoher buddhistischer Würdenträger und andererseits Marathonläufer. Im Klappentext des Buches heißt es: »Er beschreibt, wie das Meditieren unsere mentale Kraft stärkt und uns beim Laufen zugutekommt. Körperwahrnehmung und Ausdauer verbessern sich, wir lernen einen neuen Umgang mit Schmerzen und die Kunst der Motivation.« Ich gehe daher gleich auch beim Thema Sport noch einmal auf die Meditation ein.

Wem das immer noch zu spirituell ist, der kann sich gerne nach zahlreichen absolut seriösen Studien zum Thema umsehen und wird sehr schnell fündig werden. Für mich persönlich sind die beiden wichtigsten Themen bei der Meditation die bewusste Atmung und das bewusste Innehalten beziehungsweise Loslassen des Alltags.

Bei vielen Meditationsformen geht es um die Verfolgung des Atems. Diese Atemverfolgung praktiziere ich auch selbst, wahrscheinlich weil sie mir durch den Sport und die damit verbundene Atmung naheliegen. Wenn wir bei der Atemmeditation beständig und immer wieder die Aufmerksamkeit auf die Atmung richten, wird der Geist stärker und stärker. Das ist so, als würden wir für einen Marathon trainieren. Da laufen Sie auch nicht gleich 42 Kilometer, sondern müssen erst mal überhaupt mit dem Laufen anfangen und sich langsam steigern. Auch Meditation muss man tatsächlich – am besten die ersten Male unter Anleitung – ausprobieren, es lässt sich schwer theoretisch nachvollziehen.

Nun hab ich Sie ja schon an den Gedanken »Meditation« gewöhnt. Das ist gut so, denn in der Tat ist die Verbindung von Meditation und Sport eine wunderbare, wie ich Ihnen hoffentlich gleich vermitteln kann.

Sport ist keine Meditation

Viele meiner Patienten sagen, und ich muss zugeben, dass ich es selbst lange geglaubt habe: »Laufen ist meine Meditation.« Tatsächlich aber funktioniert das so nicht. Im oben erwähnten Buch »Running Buddha« beschreibt der Autor sehr einleuchtend, dass es Momente geben muss, in denen sich der Geist bewegt und der Körper ruht, und umgekehrt solche, in denen sich der Körper bewegt und der Geist ruht. Meditation bedeutet, dem Geist Ruhe zu geben. Doch beim Laufen ruht der Geist eben nicht. Ich denke, viele verwechseln das mit dem Thema »Abschalten« – und das funktioniert natürlich beim Laufen. Wenn Sie laufen, denken Sie nicht direkt an Ihre Alltagsprobleme – obwohl auch das schon eine Kunst ist. Aber Ihr Geist ist nie ruhig. Wer je wirklich meditiert hat, kennt den Unterschied. Das Gleiche gilt übrigens für »Musik hören ist meine Meditation«, »Im Garten arbeiten …«, »Schwimmen …«, »Bergsteigen …« und Ähnliches. Wobei ich auf Schwimmen und Bergsteigen gleich noch zurückkommen werde.

Beim Laufen trainieren wir also unseren Körper, bei der Meditation unseren Geist. Trotzdem besteht zwischen Laufen und Meditieren eine natürliche Beziehung, denn sie können sich gegenseitig unterstützen. Die Meditation fördert zum Beispiel die für das Laufen notwendige Konzentration und Fokussierung. Das Laufen stärkt das für die Meditation notwendige Körpergefühl und, was ganz entscheidend ist: Läufer entwickeln eine intuitive Beziehung zur Atmung. Je mehr wir laufen, desto mehr lernen wir, tief zu atmen und mit der Atmung zunehmend zu entspannen. Wie schon erwähnt, schrieb der buddhistische Marathonläufer Sakyong Mipham: »Das Leben ist Atem. Atem ist Leben.« Ich weiß, es ist mein Lieblingsthema, und vielleicht können Sie es schon nicht mehr hören beziehungsweise lesen, aber ich kann es eben auch nicht oft genug betonen. Der Atem wirkt sich direkt auf unseren Geisteszustand aus. Beim Aus- und Einatmen bewusst auf den Atem zu achten ist für Körper und Geist außerordentlich förderlich.

Fokus finden

Übrigens dient die Meditation nicht nur der Konzentration auf den Atem, sie unterstützt auch die Fähigkeit der Fokussierung. Daher meditieren auch viele Kampfsportler vor dem Kampf. Ein Patient erzählte mir, er sei nur über Taekwondo zur Meditation gekommen, die er, ein gestandenes Mannsbild, sich zuvor kaum hätte vorstellen können. Doch in seinem Training sei er vor Jahren an eine Grenze gestoßen. Bis ihm sein Trainer riet, Meditation zu lernen und regelmäßig zu praktizieren. Es funktionierte. Was zeigt, wie perfekt die Atemübungen und die Fokussierung aus der Meditation auf den Sport übertragen werden können.

Sport – der bewegte Mensch

Ein etwa 30-jähriger Patient, sportliche Statur, kommt zu mir und klagt über ständige Rückenschmerzen. Schulmedizinisch gibt es keinen Befund. Aber dann erzählt er mir, er habe vor Kurzem ein Haus gebaut und eine neue Arbeit angefangen und aufgrund der starken Arbeitsbelastung seinen »Ausgleich«, nämlich sein Training für den Ironman, jetzt immer schon um sechs Uhr morgens absolviert. Leider musste ich ihm genau das sofort verbieten. Ich verbiete einem Patienten den Ausgleich? Diese Form von Ausgleich in dieser Situation – ja, unbedingt. Aber: Steht jemand ohnehin unter Stress und schädigt dann durch ein Wettkampftraining auch noch ständig sein Nieren-Chi, erschöpft also alle Energiereserven, wird sich der Körper immer etwas einfallen lassen, um zu schreien.

Wie ich schon am Anfang dieses Buches geschildert habe, war ich früher genauso. Trainieren bedeutete für mich damals gerne auch mal Training bis zum Umfallen und über alle Grenzen hinaus. Selbst heute neige ich manchmal dazu, mir Stress abtrainieren zu wollen. Aber es funktioniert nicht. Natürlich halte ich meine Patienten grundsätzlich dazu an, Sport zu machen. Mal abgesehen von den körperlichen Vorteilen für das Herz-Kreislauf-System, für Beweglichkeit, Verdauung, Knochendichte und allen anderen gesundheitsfördernden Aspekten, die Sie natürlich ohnehin kennen, ist Sport auch wichtig für die Bewegung von Energien und das Körper-Geist-Seele-Gleichgewicht.

Und damit noch mal zurück zum Laufen: Das Großartige daran finde ich, dass es keinen großen Aufwand bedeutet. Man zieht seine Schuhe an, und es kann losgehen. Man trainiert bei einem gemäßigten Training seinen aeroben (sauerstoffreichen) Stoffwechsel, die Stresshormone sinken, Herz und Kreislauf werden gestärkt, man verliert überflüssige Pfunde, das Immunsystem wird stabilisiert. Unsere Gedächtnisleistung nimmt zu, und es verhilft uns nach einer gewissen Zeit des Trainings zu einer positiven Einstellung, oft sogar zu Glücksgefühlen.

Da Körper und Geist aufs Innigste miteinander verbunden sind und sich gegenseitig beeinflussen, kann sich die Entlastung des Körpers von Stress durch sportliche Betätigung unmittelbar auf den Geist auswirken. Man fühlt sich wohl in seiner Haut. Ein körperliches Wohlgefühl wiederum bedeutet auch ein Glücksgefühl für den Geist – ein positiver Kreislauf.

Übrigens, so wie Sie auch beim Lauftraining nicht sofort für einen Marathon trainieren, sollten Sie auch bei der Meditation gnädig mit sich sein und langsam beginnen. Die Buddhisten sagen, du musst etwas 100 Tage regelmäßig mit Disziplin jeden Tag gemacht haben, um eine Idee davon zu bekommen, wohin die Reise geht.

Unter Wasser atmen

Da mir persönlich schon früh Laufen alleine als Ausdauersport zu langweilig war, habe ich während des Studiums begonnen zu schwimmen. Und nachdem ich jahrelang an der Technik des Kraulens geübt habe, weiß ich heute, dass Kraulen auch Atmen ist.

Obwohl ich regelmäßig einmal die Woche in meiner Mittagspause schwimmen gehe, gibt es zwar Tage, an denen ich zwei, drei Kilometer ganz locker schwimmen kann. Doch an anderen Tagen habe ich das Gefühl, schon nach ein paar Bahnen gleich unterzugehen. Dann weiß ich, dass ich ein Atemproblem habe, vielleicht auch, weil ich mit den Gedanken bei irgendeinem stressenden Thema bin. Denn wie schon gesagt: Atem hat etwas mit Emotionen und Gedanken zu tun. Wenn man in Stress gerät, atmet man ja auch ganz oberflächlich, die Stimme wird meist höher, man bekommt die berühmte Schnappatmung.

Wenn mir also beim Schwimmen ganz wortwörtlich die Luft ausgeht, kann ich mich entweder an den Beckenrand setzen und erst einmal überlegen, was in meinem Leben gerade nicht ganz stimmt – oder weiterschwimmen und mich auf meine Atmung konzentrieren. Ich atme langsam ein, halte den Atem einen Moment an, atme länger aus, als ich eingeatmet habe, gehe das ein paarmal durch. Und plötzlich geht es wieder, ich ziehe meine Bahnen mit langen Armen, es fühlt sich an wie Fliegen. Dabei fühle ich keine große Anstrengung und steige schließlich völlig entspannt und – wichtig – nicht ausgepowert aus dem Wasser. Und muss dazu nicht mal Yoga machen.

Das wilde Pferd

Die Tibeter vergleichen den Geist, zu dem wir vielleicht Psyche oder Seele sagen, mit einem wilden Pferd. Damit wir nachts schlafen oder tagsüber geduldig, gelassen und konzentriert handeln können, muss das wilde Pferd beruhigt werden. Dazu gibt es zwei Möglichkeiten. Wir reiten es bis zur Erschöpfung, indem wir auf Teufel komm raus und immer über unsere Grenzen trainieren. Unser Pferd, also unser Geist, wird dann einfach völlig platt sein und uns zwar in Ruhe lassen, wir haben damit aber auch unserem Körper seine Energien ausgesaugt und werden infektanfällig oder gleich krank. Die zweite Möglichkeit, das Pferd zu zähmen, den Geist also zu beruhigen, ist deutlich sinnvoller und gesünder: Man zähmt es. Diese Zähmung erreicht man zum Beispiel durch Meditation.

Wichtig ist, dass wir uns bei keiner der beiden Aktivitäten (Sport und auch Meditieren) überfordern, dass wir Schritt für Schritt vorgehen. Die meisten meiner Patienten, die sehr viel Sport betreiben, muss ich eher einbremsen als motivieren. Wichtig ist auch zu sehen, dass sich das hinreichende Maß bei jedem immer wieder ändert. Es hängt davon ab, wie geübt wir sind, wo wir sind und was wir sonst gerade tun. Ein stures Festhalten an Trainingsplänen hat daher wenig Sinn. Unmittelbar in den ersten Monaten nach der Geburt meines zweiten und dritten Kindes nutzte ich jeweils meine Mittagspausen nicht wie gewöhnlich für Sport, sondern für einen wohlverdienten Mittagsschlaf. Körperliche Aktivität ist für mich eine wunderbare Möglichkeit, auf Geist und Seele einzuwirken. Wenn man dabei freundlich zu sich selbst bleibt. Das heißt, es gibt Phasen, in denen Schlaf wichtiger ist als Bewegung. Die Kunst besteht einmal mehr darin, auf seinen Körper zu hören und darauf, was ihm wann guttut.

Ich musste selbst sehr schmerzhaft durch immer wiederkehrende Infekte und Hexenschüsse lernen, das Pferd, damit es ruhig wird, nicht zu Tode zu reiten, sondern es zu zähmen. Zum Beispiel durch Meditation oder kreative Prozesse wie Musik, auf die ich im nächsten Abschnitt zurückkomme.

Sportmedizin rein biologisch

Gerade das Thema Sport, mit der Bewegung von Energien und seinen Auswirkungen auf Körper-Seele-Geist, ist ein schönes Beispiel dafür, wie Schulmedizin und ganzheitliche Medizin durchaus übereinstimmen. Doch da die Schulmedizin den Aspekt Geist/Seele oder Psyche oft nicht mit einbezieht, bleibt sie – als Erklärungsmodell – abstrakt und für Laien wenig nachvollziehbar und daher auch nicht emotional berührend. Was wissenschaftlich sicher richtig ist, den Patienten aber nicht unbedingt zu einer Verhaltensänderung bringt. Deswegen überholen mich beim Laufen immer wieder Menschen mit hochrotem Kopf, die sich bestimmt wundern, warum sie so viel trainieren und immer noch einen hohen Blutdruck haben und nicht abnehmen.

Die Parallele der Sportmedizin zum Thema »wildes Pferd« ist die Erklärung des aeroben und des anaeroben Stoffwechsels: Vereinfacht gesagt, gibt es zwei große Energiereserven, die man mit sich führt. Die eine sind die Fettsäuren, die man auf den Hüften trägt. Die andere der Zucker, den man gerade durch die Nahrung zu sich genommen hat. Um die Fettsäuren zu mobilisieren und zu verbrennen, braucht der Körper extrem viel Zeit und Sauerstoff. Dazu ist die geringe Intensität der Belastung im sauerstoffreichen (aeroben) Stoffwechsel notwendig. Optimalerweise findet diese Fettsäureverbrennung bei etwa 65 Prozent der maximalen Herzfrequenz statt (Formel: 220 minus Lebensalter). Es ist eine extreme ergonomische Verstoffwechselung, die den Kreislauf trainiert. Man nimmt ab, der Blutdruck sinkt langfristig, das Immunsystem wird gestärkt, es kommt zur Verminderung von Adrenalin und Cortison – insgesamt ist dies ein sehr gesunder Bewegungsmodus.

Geht man nun aber über die anaerobe Schwelle (also über 65 Prozent der maximalen Herzfrequenz) hinaus, bedeutet das: Der Körper hat nicht mehr genügend Zeit, die Fettsäureketten zu verbrennen. Er kommt in eine Sauerstoffschuld. Die Stresshormone Adrenalin und Cortison steigen an, der Blutdruck steigt, man nimmt nicht ab (weil nicht die Fettreserven, sondern nur der gerade zugeführte Zucker verbrannt wird), das Immunsystem wird geschwächt und man ist anfälliger für Erkältungen. Übungen in diesem anaeroben Zustand machen nur Sinn für die kurzfristige Bewegung von Energien, zum Beispiel zum Aggressionsabbau und zur Lösung von Blockaden – und natürlich bei der Wettkampfvorbereitung. Aber hier in diesem Buch geht es ja um Gesundheit und nicht um Wettkampf.

Raus, raus, raus oder Training auf dem Liegestuhl

Ich muss unbedingt noch erwähnen, dass es nicht unerheblich ist, ob wir Sport im Freien oder in der Halle betreiben. Eine Studie der Technischen Universität München hat diesen Einfluss untersucht: Im schweizerischen Luftkurort Davos wurden drei Trainingsgruppen mit ungefähr demselben Trainingsstand gebildet. Die ersten beiden Gruppen absolvierten ein ähnliches Trainingspensum, mit dem einzigen Unterschied, dass die eine Gruppe im Freien, die andere in der Halle trainierte. Eine dritte Gruppe betrieb in diesem Zeitraum überhaupt keinen Sport. Stattdessen lagen diese Personen im Studienzeitraum jeden Tag für eine bestimmte Zeit in einem Liegestuhl im Freien mit warm eingehülltem Oberkörper. Sie waren also, und das auch nur ab dem Kinn, lediglich der frischen Luft ausgesetzt. Interessanterweise zeigte ein Leistungstest am Ende der Studie, dass die Gruppe, die im Freien trainiert hatte, den doppelten Trainingseffekt erreichte wie die der in der Halle Trainierenden. Und absolut erstaunlich war, dass der messbare Trainingseffekt bei der dritten, nur im Liegestuhl liegenden Gruppe immerhin noch halb so erfolgreich war wie der bei der Hallengruppe. Das heißt natürlich nun nicht, dass Sie sich nur draußen in den Liegestuhl setzen sollen, um sportlich zu trainieren. Es zeigt nur den positiven Effekt von frischer Luft auf unseren Körper.

Die positive Wirkung der Natur auf Körper und Geist haben inzwischen mehrere Wissenschaftler nachgewiesen. Unter anderem in einer im Jahr 2012 von der Universität Essex durchgeführten Studie mit an Depressionen leidenden Patienten. Es wurden zwei Gruppen gebildet, von denen die eine einen Spaziergang im Freien unternahm, die andere einen gleich langen Rundgang in einem Einkaufszentrum (ohne zu shoppen). Danach wurden bestimmte Depressionsparameter bei beiden Gruppen gemessen. Bei der »Naturgruppe« hatten sich diese um 71 Prozent vermindert, bei der Einkaufscentergruppe hatten sie sich zwar bei 45 Prozent der Teilnehmer ebenfalls reduziert, aber 22 Prozent der Teilnehmer dieser Gruppe fühlten sich noch depressiver als zuvor. Es ist also alles andere als egal, wo man sich bewegt, wo man Sport treibt.

Meine Berge

Ich weiß, damit spreche ich natürlich nur Menschen an, die wie ich in der Nähe der Berge wohnen oder zumindest Berge lieben. Für mich aber ist Bergsteigen eine geniale Möglichkeit, Körper und Geist zu trainieren. Es verbindet die oben beschriebene, nachgewiesenermaßen deutlich positive Wirkung der Natur auf den Menschen mit einem gut dokumentierten Anstieg von Glücksgefühlen und steigender Kreativität bei gleichzeitiger Abreaktion von Stress, Angst und Aggression. Auch der Bergsteiger und Psychologe Ulrich Aufmuth beschreibt in vielen seiner Publikationen, dass anders als beim Laufen die Intensität der sportlichen Belastung beim Bergsteigen zwar nicht so stark ansteige, dafür komme aber neben der Bewegung noch die Konzentration auf die Technik hinzu – und damit ganz unmittelbar der positive Effekt auf Körper und Geist. Dabei betont auch er, wie wichtig es sei, sich weder zu unter- noch zu überfordern. Der Kraftaufwand beim Bergsteigen solle stattdessen gerade eben der individuellen Leistungsfähigkeit entsprechen. Nur so könne der sogenannte Flow entstehen, bei dem die Denkfunktionen abgestellt werden.

Einschub: Was ist der Flow?

Von Glücksforschern (wieder einmal ein Begriff, den ich eigentlich nicht so mag) wird der sogenannte Flow als beglückend erlebtes Gefühl eines mentalen Zustands völliger Vertiefung und restlosen Aufgehens in einer Tätigkeit bezeichnet. Wer im Flow ist, dessen Fühlen, Wollen und Denken ist in diesem Augenblick in völliger Übereinstimmung. Dieses Flow-Gefühl können beispielsweise auch Maler, Musiker oder Chirurgen bei ihren Tätigkeiten erfahren.

Zurück in die Berge

Von meinen eigenen Berg- und Wandertouren kenne ich die wirklich interessante Erfahrung, dass man am Anfang einer gemeinsamen Bergtour meist noch nicht einmal einen eigenen Schritt- oder Atemrhythmus gefunden hat und sich so sehr auf seine Schritte konzentriert, dass man viel zu wenig um sich herum wahrnimmt. In dieser Phase ist man oft zu schnell, gerät außer Atem oder ist unkonzentriert und kann leicht einmal stolpern. Doch nach einiger Zeit gemeinsamen Gehens wird der Atem ruhiger, die eigenen Schritte koordinierter und auf den oder die anderen abgestimmt. So werden auch die Gespräche ruhiger und geordneter und häufig tiefsinniger. Und manchmal halten auch alle mal für eine halbe Stunde die Klappe, selbst Menschen, denen das sonst eher schwerfällt. Dann geht man einfach weiter und schweigt gemeinsam, und das kann auch schön sein.

Im Freundeskreis habe ich mittlerweile festgestellt, dass es – wie auch im richtigen Leben – auf dem Berg zwei grundsätzlich unterschiedliche Typen gibt. Bei den einen ist im wahrsten Sinn des Wortes der Weg das Ziel, die anderen müssen unbedingt ein Ziel erreichen. Ich selbst habe überhaupt kein Problem damit, zehnmal im Jahr die gleiche Tour zu gehen. Ich bin nie gelangweilt davon und mir immer der positiven Gesamtwirkung des Gehens auf mich bewusst, des Wissens, wie gut ich mich währenddessen und danach fühlen werde. Wenn dann die Hütte, auf der man sich stärkt und den Ausblick genießt, unterhalb des Gipfels ist, kann ich auf die letzten Meter gerne verzichten. Andere aber fühlen sich ohne »Gipfelsturm« unbefriedigt und sind getrieben davon zu sehen, was auf der anderen Seite des Berges ist. Wie im richtigen Leben. Manche müssen immer unbedingt in die Zukunft blicken und sind unfähig, im Hier und Jetzt zufrieden zu sein. Ich jedenfalls empfinde auf den Bergen genau das, was der oben schon erwähnte Ulrich Aufmuth einmal kurz so zusammengefasst hat: »Auf den Bergen kann man den Kopf schwer hängen lassen. Sie sind kein Ort für eine depressive Haltung.«

Natürlich sind alle diese Sportarten, die ich hier aufgeführt habe, nur Beispiele für Körper-Psycho-Hygiene. Wahrscheinlich erreicht man mit Surfen oder Skifahren oder Skaten oder, oder, oder Ähnliches. Die Hauptsache aber ist, dass man sich dafür entscheidet, etwas zu tun, und zwar wenn möglich in der Natur.

Zeit für Bewegung ist immer da

Wer übrigens behauptet, keine Zeit für Freizeitsport zu haben, hat leider keine Ausrede dafür, überhaupt keine sportliche Bewegung zu machen. Man kann Bewegung oder sogar Sport auch in den Alltag einbauen. Eine Studie hat ergeben, dass der durchschnittliche New Yorker vor 100 Jahren täglich etwa zehn Kilometer zu Fuß gehen musste, um seinen Alltag zu bewerkstelligen. Heute bewegt er sich im Durchschnitt nur noch 500 Meter am Tag. Ich bin mir sicher, diese Tatsache lässt sich ganz ähnlich auf Großstädter in aller Welt übertragen. Dabei kann man auch mit dem Fahrrad zur Arbeit fahren – da gibt es bei Regen höchstens falsche Kleidung. Treppen zu benutzen statt Aufzüge und kurze Wege zu Fuß gehen, statt das Auto zu benutzen, schadet sicher ebenfalls nicht. Das haben Sie sicher schon oft an anderer Stelle gelesen, auch meine Patienten sagen mir dann oft: »Jaaaa, ich weiß doch!« Tja, aber Wissen alleine hat eben leider keine Wirkung.

Just do it

Ich erkläre meinen Patienten gerne: »Wenn Sie Yoga machen, brauchen Sie mich nicht mehr.« Das ist sicher eine kleine Übertreibung. Wirklich schade aber ist, dass manche gar nicht erst anfangen, selbst etwas für ihre Gesunderhaltung zu unternehmen. Daher finde ich, ohne Werbung machen zu wollen, den Slogan eines großen Sportartikelherstellers so großartig: »Just do it.« Genau darum geht es. Manchmal muss man etwas einfach nur machen. Viele meiner Patienten pflegen leider keinerlei sogenannten Ausgleich. Im Gegenteil, Ausgleich wird als etwas Luxuriöses und irgendwie Unnützes angesehen, das man ja »mal« machen kann, wenn man zu viel Zeit hat. Dabei müsste man sich die Zeit für Sport, Yoga oder kreative Arbeit gerade und vor allem dann nehmen, wenn man glaubt, keine Zeit dafür zu haben. Dann hat man es nämlich nötig. Und wirklich gesund erhaltend wirkt es dann, wenn man diese Dinge als Routine in seinen Tages- und Lebensablauf einbaut, als Teil seines Lebens, ohne zu hinterfragen, ob man es eigentlich gerade nötig hat oder nicht.

Zu diesem Thema gibt es einen wunderbaren, plakativen Satz aus dem Buch »Der Mönch, der seinen Ferrari verkaufte« von Robin S. Sharma: »Ich habe keine Zeit zum Tanken, ich muss fahren.«

Wichtig ist allerdings schon, dass man das, was auch immer man für sich tut, mit Sanftheit, Sorgfalt und Wertschätzung tut. Das Pferd zähmt man mit Sanftheit, die beharrlich ist. Und wenn wir nicht wertschätzen, was wir tun, werden es andere auch nicht. Wenn wir uns nicht wertschätzen, werden es andere auch nicht.

Ruhe und Bewegung

Es muss Momente geben, in denen der Geist ruht und der Körper sich bewegt und umgekehrt.

Ruhe

- Um mit dem völligen Gegenteil von Bewegung zu beginnen: Meditation. Die positive Wirkung der Meditation auf Geist, Seele und Körper ist zumindest teilweise wissenschaftlich bewiesen.
- Für mich persönlich sind die beiden wichtigsten Themen bei der Meditation die bewusste Atmung und das bewusste Innehalten beziehungsweise das Loslassen des Alltags.
- Sprechen Sie in Ihrem Freundeskreis über das Thema – ich bin sicher, der eine oder andere hat schon Erfahrung damit – und lassen Sie sich auf einen Versuch ein.
- Bei vielen Meditationsformen geht es um die Verfolgung des Atems. Wenn Sie bei der Atemmeditation beständig und immer wieder die Aufmerksamkeit auf die Atmung richten, wird Ihr Geist stärker und stärker und Ihr Puls ruhiger und ruhiger.
- In der Meditation lernt man zudem, einen Fokus zu finden – und das wiederum unterstützt den Sport. Viele Sporttrainer praktizieren daher auch im Leistungssport eine Form der Meditation.
- Wer sagt: »Meine Meditation ist das Laufen« (oder Schwimmen oder im Garten arbeiten oder Musik), liegt leider falsch. Meditation bedeutet, dem Geist Ruhe zu geben. Das bekommt er beim Laufen aber nicht. Da schaltet er vielleicht ab, gibt aber nie ganz Ruhe.

- Meditation ist zunächst Disziplin. Die Buddhisten sagen: »Du sollst 100 Tage jeden Tag meditieren ohne es zu hinterfragen. Dann wirst du sehen, wie weit es dich gebracht hat. An Tagen, an denen du glaubst, keine Zeit zum Meditieren zu haben, musst du doppelt so lange meditieren wie an anderen Tagen!«

Bewegung

- Körper und Geist beeinflussen sich gegenseitig: Daher kann sich die Entlastung des Körpers von Stress durch sportliche Betätigung unmittelbar auf den Geist auswirken. Man fühlt sich wohl in seiner Haut. Das wiederum führt zu einem Glücksgefühl für den Geist – ein positiver Kreislauf. Meine Sportempfehlungen:
- Laufen ist großartig: Laufen kann man überall, es fördert das gesamte Herz-Kreislauf-System sowie den Stoffwechsel. Das Immunsystem wird gestärkt, die Stresshormone sinken, die Gedächtnisleistung nimmt zu.
- Aber Vorsicht! Die meisten laufen viel zu schnell und wundern sich dann, dass sie keinen positiven Effekt auf ihr Herz-Kreislauf-System verspüren oder sogar krank werden. Es gilt: »Wenn du langsamer läufst, wirst du schneller!«
- Wer nicht gerne läuft: Schwimmen ist ein guter alternativer Ausdauersport zum Laufen. Es eignet sich perfekt zur Atemkontrolle und damit auch zur Aufnahme von Energie durch Atmung.
- Oder Wandern: Es verbindet die nachgewiesenermaßen deutlich positive Wirkung der Natur auf den Menschen mit einem gut dokumentierten Anstieg von Glücksgefühlen und steigen-

der Kreativität bei gleichzeitiger Abreaktion von Stress, Angst und Aggression.

- Insgesamt gilt: Treiben Sie so oft wie möglich Sport in der freien Natur. Es ist sogar wissenschaftlich nachgewiesen, dass der Trainingseffekt bei Bewegung im Freien höher liegt als bei Sport in geschlossenen Räumen.
- Zeit für Sport gibt es immer. Auch mit dem Rad zur Arbeit zu fahren oder Treppen statt Aufzüge zu benutzen, ist Sport.
- »Just do it.« Fangen Sie mit irgendetwas einfach einmal an und planen Sie nicht in der Theorie. Finden Sie die Tageszeit, an der Sie Ihren inneren Schweinehund am besten überwinden können und dann legen Sie einfach los.

Ernährung

Eigentlich geht es in diesem Teil des Buches ja vor allem darum, was Sie selbst für Ihre Gesunderhaltung tun können. Doch die folgende kleine Patientengeschichte habe ich vor Kurzem erlebt, und obwohl ich der Patientin durch Akupunktur und nicht, wie unter dieser Kapitelüberschrift zu vermuten, mit Ernährungsratschlägen geholfen habe, passt sie so wunderbar zum Thema, dass ich sie doch erzählen möchte: Eine etwa 50-jährige Patientin, selbstständig, eine Fernbeziehung in Hamburg, kam zu mir, weil sie in den letzten sechs Monaten fünf Kilo zugenommen hatte, obwohl sie nichts in ihrem Leben verändert hatte – außer eben, dass zum alltäglichen Stress noch die Belastung der Fernbeziehung dazugekommen war.

Dazu ein klassischer Fall: Kein Rhythmus – Anti-Spießer – Milz-Magen. Normalerweise weigere ich mich ja zu akupunktieren, wenn es nur um Gewichtsabnahme geht. In diesem Fall aber machte es Sinn, denn ganz klar galt es die Mitte, also Milz-Magen, zu stärken und wohl auch ein paar Leber-Chi-Blockaden zu lösen. Außerdem gibt es am Ohr einen sogenannten »Anti-Fress-Punkt«, den ich meiner Patientin auch als den »Friedhof der Gummibärchen« erklärte, weil er so gut funktionierte. Das Resultat: Sie fühlte sich entspannt, die Fresslustattacken hörten völlig auf, und sie nahm innerhalb der nächsten drei Wochen vier Kilo ab.

Es kann also durchaus sein, dass man zunimmt, weil eine psychische Belastung vorliegt (der klassische Kummerspeck). Dass

Essen und Psyche zusammenhängen, ist nichts Neues. Die Reaktionen auf psychischen Stress, wie vielleicht am deutlichsten am Liebeskummer oder an starkem beruflichen Stress zu sehen, sind allerdings sehr unterschiedlich. Der eine bekommt ständige Heißhungerattacken, dem anderen verschlägt es den Appetit. Was rät der gesunde Menschenverstand? Seelisches Problem lösen – der Appetit normalisiert sich. Dass dies ein längerer Weg sein kann, habe ich schon mehrmals geschildert.

Ein Lifestyle-Problem

Leider haben aber heute viele Menschen Probleme mit ihrer Ernährung, die nichts mit seelischen Problemen zu tun haben, sondern vielmehr mit ihrem unruhigen Lebensstil einerseits, einem Überangebot an Lebensmitteln und Produkten andererseits und nicht zuletzt mit dem Nacheifern falscher Ernährungstrends und der Unwissenheit über beziehungsweise der Ignoranz von gewissen Grundlagen der Ernährungslehre. Bücher über Diäten sind daher Bestseller, und insbesondere im Frühjahr kommt keine Illustrierte, kein Zeitungsmagazin und mittlerweile schon fast keine Tageszeitung mehr ohne einen neuen Diättrend aus.

Chinesische Ernährungstherapie und Omas Hühnersuppe

Auch die Ernährung nach der Organuhr der TCM ist in den letzten Jahren irgendwie »schick« geworden, beruht aber natürlich auf jahrtausendealten Erfahrungen und nicht auf dem allerneuesten Diät-Marketing-Trend. Diese Ernährungstherapie dient vor allem der Prävention, also der Gesunderhaltung. Doch auch bestimmte Mangelzustände können durch Zugabe oder Weglassen von bestimmten Nahrungsmitteln behoben werden. Der Rahmen dieses Buches würde durch individuelle Diätetikbeispiele gesprengt. Außerdem gibt es schon zahlreiche Bücher zu diesem Thema. In den Grundsätzen möchte ich aber hier kurz erklären, um was es bei der chinesischen Diätetik geht. Vor allem, weil ich es interessant finde, dass sich daraus Empfehlungen ergeben, die wir im Westen eigentlich schon lange kennen, oft (leider nur noch) durch die weisen Ratschläge und wunderbaren Rezepte der eigenen Großeltern.

Die Nahrungsmittel werden in der TCM nach energetischen Kriterien klassifiziert. Dabei geht es zunächst um das energetische Temperaturverhalten, wobei sich »Temperatur« nicht auf die Temperatur bei der Zubereitung oder dem Verzehr der Nahrungsmittel, sondern auf ihr grundsätzliches energetisches Verhalten bezieht. Das ist bei uns nicht anders. Gegen Fieber sollte man Pfefferminztee trinken. Warum? Weil er kühlt. Das Gleiche gilt für Sodbrennen, das im Chinesischen als aufsteigende Hitze gesehen wird. Und ich hoffe, jeder von Ihnen hat schon einmal erfahren, wie wunderbar gut Omas Hühnersuppe tut, wenn man erkältet ist. Kein Wunder, warmes Huhn gehört zu den Lebensmitteln mit heißem energetischen Verhalten. Es erwärmt und stärkt das Yang. Genauso übrigens wie Ingwer, was jeder, der Ingwer mag, gerne bei einem heißen Ingwertee bestätigen wird.

Scharf, süß oder sauer – wann braucht man was?

Zweitens spielt der Geschmack eine große energetische Rolle. Es wird unterschieden zwischen süßem, scharfem, salzigem, saurem und bitterem Geschmack.

Mit Süßem kann man zum Beispiel den Verlauf einer akuten Erkrankung abmildern. Das kennen wir auch vom Honig im Tee bei einer akuten Erkältung. Allerdings ist hier Vorsicht geboten: Zu viel Süßes kann gerade bei den Milz-Magen-Schwachen, die keinen Rhythmus haben, immer müde, leicht aufgedunsen und schlapp sind, die Kraft aussaugen und den Zustand verschlimmern. Es gilt also wie immer das rechte Maß zu halten.

Scharfer Geschmack stärkt die Abwehrkräfte oder das Lungen-Chi. Wir essen also bei Erkältung offensichtlich nicht nur gerne scharf, weil wir dann wenigstens noch etwas schmecken, sondern weil unser Körper danach verlangt. Zu viel Schärfe aber würde das Leber-Chi weiter stauen. Sie ist also für Patienten mit unruhigen Beinen, Wutausbrüchen und Sodbrennen eher kontraproduktiv. Und übrigens kann sie auch eine Neurodermitis aufblühen lassen.

Salziger Geschmack: In der chinesischen Ernährungslehre hat der salzige Geschmack große Wirkung auf den Funktionskreis Niere. Bei maßvollem Genuss von salzigen Speisen wird der Funktionskreis gestärkt und die Harnausscheidung gefördert. Achtung: Obwohl ein Funktionskreis der TCM prinzipiell ja nichts direkt mit dem entsprechenden biologischen Organ zu tun hat, ist hier der Zusammenhang natürlich gegeben. Beim übermäßigen Salzkonsum wird aber die »Unabhängigkeit« des Funktionskreises Niere deutlicher. Denn zu viel Salz schwächt das Nieren-Chi und fördert daher beispielsweise das Auftreten von Hexenschüssen und/oder schwächt die Immunabwehr.

Interessanterweise wird auch in der westlichen Medizin immer wieder kochsalzarme Nahrung für die Behandlung oder das Vermeiden von Bluthochdruck gefordert und viele Medikamente gegen Bluthochdruck funktionieren über die Niere.

Saurer Geschmack: Er wird in der chinesischen Medizin benutzt, um die Hitze im Funktionskreis Leber zu kühlen. Äpfel können also die wütenden, schlaflosen Rumpelstilzchen besänftigen. Interessanterweise sagen die Chinesen, dass saurer Geschmack die krank machenden Faktoren von der Oberfläche ins Körperinnere zieht und damit zum Beispiel zum Beginn einer Erkältungskrankheit kontraindiziert ist. Denn Erkältungskrankheiten entstehen bei den Chinesen durch krank machende Einflüsse, in diesem Fall feuchte Winde (entspricht unseren Viren), die ins Körperinnere einziehen. Wenn nun saure Lebensmittel dies noch unterstützen, würde das bedeuten, dass die heiße Zitrone beim beginnenden grippalen Infekt eher das Gegenteil bewirkt. Süßt man sie allerdings ordentlich mit Honig, wird der negative Effekt aufgehoben. Ich sagte ja schon, dass dieses Thema relativ komplex ist.

Bitterer Geschmack: Kaffee ist wohl das Lebensmittel mit bitterem Geschmack, bei dem sich die Geister in der westlichen Welt am meisten scheiden, ob es nun nützlich oder schädlich ist. Bei den Chinesen stärkt das Bittere tatsächlich Patienten mit einem sogenannten Herz-Chi-Mangel: Das sind ängstliche, leicht schwitzende, blasse, müde und kraftlose Menschen mit schwacher Stimme und häufigem Engegefühl in der Brust. Dagegen wird sich unser gestresster Unternehmensberater, der sich mit Kopfschmerzen und Nackenverspannungen durch den Tag und mit Schlaflosigkeit durch die Nacht quält, durch Bitteres eher noch schlechter fühlen. Wer nun sagt, das sei bei spätem Koffeingenuss logisch, dem müsste ich entgegensetzen, dass man weder hier noch in China vor 2000 Jahren wusste, was Koffein ist, sondern die Wirkung eben dem bitteren Geschmack zuschrieb, der die »Hitze aufsteigen« lässt.

Diese Beispiele sind natürlich nur rudimentäre Ausschnitte aus der Ernährung gemäß den Prinzipien der TCM. Sie sollen in erster Linie veranschaulichen, dass man mit Ernährung sehr viel bewirken kann, zum Positiven und zum Negativen.

Ein paar TCM-Regeln

Ich erlaube mir also, hier einfach ein paar aus der TCM-Ernährung zusammengestellte Regeln aufzuführen, die einmal mehr banal klingen mögen, aber auch von westlichen Ernährungsexperten zu 100 Prozent unterstützt werden. Ich prophezeie: Wer sie wirklich befolgt, wird – wenn nicht andere körperliche Ursachen vorliegen, und das ist eher selten – seine Ernährung und sein Gewicht im Gleichgewicht halten.

- Essen Sie regelmäßig, und zwar auch regelmäßig warm. Unregelmäßiges Essen, eisgekühlte Getränke oder zu viel Rohkost schwächen Ihre Energie und lassen Sie ermüden.

- Essen Sie langsam. Damit vermeiden Sie einen Nahrungs- und damit Energiestau und empfinden zudem schon nach kleineren Mengen ein Sättigungsgefühl.

- Die Hauptmahlzeit sollte dabei in der ersten Tageshälfte liegen, da nach der sogenannten Organuhr Milz-Magen die aktivste Zeit in den Morgenstunden haben und das Yang (Energie, Hitze), das bei der Verdauung unterstützt, am Nachmittag wieder abnimmt.

- Zuckerhaltige Lebensmittel schwächen ebenfalls das Milz-Chi. Und sie vermehren leider gleichzeitig die Lust auf weitere Süßigkeiten und führen damit zu einem Teufelskreis.

- Essen Sie ausreichend pflanzliches Eiweiß und pflanzliche Kohlenhydrate.

- Vermeiden Sie zu viele Milchprodukte, sie verkleben die Meridiane.

- Essen Sie so wenige industriell verarbeitete Lebensmittel wie möglich. Das ist auch gar nicht notwendig. Soßen oder Brühen beispielsweise sind kein so großer Aufwand, wenn man sie selbst zubereitet oder auf Naturprodukte zurückgreift.

- Verlieren Sie nicht die Freude am Essen. Wenn Essen zur Zwangsstörung wird, bleibt die Gesundheit auf der Strecke.

Essen im Einklang mit der Natur

Mir persönlich ist es vor allem wichtig, dass die Nahrung so frisch und unbelastet wie möglich ist und dass man versucht, sich im Einklang mit der Natur zu ernähren. Das ist es auch, was ich meinen Patienten zuallererst erkläre, wenn sie Ernährungsempfehlungen von mir haben wollen. Im Prinzip ist die Natur ziemlich clever. Denn das, was in einer bestimmten Jahreszeit in der Region wächst, ist auch das, was der Körper gerade braucht. Natürlich wird es in unserem Winter ein wenig schwieriger, wenn man sich trotzdem abwechslungsreich ernähren möchte. Aber für manche Lebensmittel kann man dann ja eine Ausnahme machen oder eben, wie früher, auf eingelagerte, eingemachte Produkte zurückgreifen. Sehr schön sieht man das bei den verschiedenen Angeboten von Ökokisten. Da wird immer geliefert, was wirklich gerade Saison hat – das muss in meinen Augen gar nicht Bio sein –, zum größten Teil von Bauern aus der Region. Dann ist es auch gut für die Gesundheit. Verzichten Sie auf Vitaminpillen und Nahrungsergänzungsmittel, um Ihr schlechtes Gewissen zu befriedigen. Ihr Körper wird Ihnen natürliche, saisonale Lebensmittel viel mehr danken. Und Weißkohl im Winter macht für Ihre Vitaminversorgung wesentlich mehr Sinn als die Kiwi aus Neuseeland, die gerade 12 000 Kilometer Reise hinter sich hat – oder gar eine bunte Vitaminpille.

Ähnlich wie ich es im westlichen Sinne intelligent finde, seine Nahrung danach auszurichten, was die Natur auf den Äckern gerade vorgibt, legen die Chinesen, nein, eigentlich alle Asiaten, seit Jahrtausenden hohen Wert auf die Ernährung nach den Jahreszeiten – mit großem präventiven Charakter.

Der theoretische Hintergrund dazu entspringt der Überzeugung, dass die Variationen der Ernährung im Verlauf eines ganzen Jahres die Energiebewegungen im Körper im Laufe des Jahres unterstützen sollen: Im Frühjahr verlangt der gesunde (und nicht durch falsche Ernährungsgewohnheiten verdorbene) Körper eher nach süßen als nach scharfen Speisen, mehr nach Rohkost und weniger nach Fleisch und fetten Speisen, um nach dem Winterschlaf neue Energien zurückzugewinnen. Im Sommer ist es fast schon selbstverständlich, dass man eher Nahrung mit kühlem Temperaturverhalten zu sich nimmt, also mehr Früchte, Salate und Säfte, die im

Winter eher dazu führen würden, die Abwehrkräfte zu schwächen. In der kalten Jahreszeit schützen dann zum Beispiel Fleisch, Nüsse, Hülsenfrüchte sowie Trockenobst vor den äußeren, kalten Einflüssen. Und übrigens: Selbst der Glühwein mit seinem scharf-süßen Geschmack auf dem Weihnachtsmarkt entspricht energetisch genau dem, was die Chinesen uns in diesem Fall empfehlen würden.

Das richtige Bauchgefühl hält gesund

Und noch eine wichtige Tatsache: Resultate einer Ernährungstherapie, einer echten Ernährungsumstellung brauchen Zeit. Das erfordert Geduld und eine große Kooperationsbereitschaft des Patienten. Es schadet aber auf alle Fälle nicht, einmal seine üblichen Essgewohnheiten zu hinterfragen und ihrer Wirkung auf unseren Körper ein wenig nachzufühlen, statt einfach immer mit dem gewohnten Speiseplan fortzufahren. Der Körper sagt uns meistens, was uns guttut oder nicht, indem er sehr unmittelbar auf die eingenommenen Speisen reagiert – unabhängig davon, ob sie uns geschmeckt haben oder nicht.

Für manche mag ein solcher Ratschlag ein wenig fatalistisch klingen. Aber ich wundere mich wirklich oft, welches Drama Menschen hier bei uns aus dem Thema Ernährung machen. Wenn man nur ein bisschen auf sein eigenes Gefühl UND seinen Verstand – und damit meine ich in diesem Fall wirklich den intellektuellen Verstand – UND sein wortwörtliches Bauchgefühl hört, braucht man kein philosophisches Ernährungs-Drumherum – und vor allen Dingen keinen Arzt.

Genau das stellt übrigens auch die Ernährungslehre des Ayurveda aus Indien fest. Dort heißt es schon in über 2000 Jahre alten Schriften: Wer richtig isst, braucht keine Medizin, wer falsch isst, dem nützt keine Medizin. Und: Ohne die richtige Diät (in diesem Fall im Sinn von Ernährung, nicht Gewichtsreduktion gemeint) kann man keine Krankheit kurieren, auch nicht mit hundert Medikamenten.

Lebensmittelunverträglichkeiten und Stoffwechselprofile

Manche Menschen suchen verzweifelt nach der Ursache ihrer Ernährungsprobleme. Schließlich konsultieren sie dann einen Mediziner oder Heilpraktiker, der ihnen einen Test empfiehlt, der im Blut Antikörper nachweisen soll, die auf bestimmte Lebensmittel reagieren, und so ein persönliches Stoffwechselprofil erstellt. Dafür zahlt man dann bis zu 700 Euro. Immunologen, wie beispielsweise Dr. med. Jörg Kleine-Tebbe, kritisieren diese Tests, da sie überhaupt keine diagnostische oder therapeutische Aussagekraft für die Patienten haben. Im Bereich der Lebensmittelunverträglichkeit geht es um fundierte Diagnosen, denn es ist wichtig zu unterscheiden, ob man bestimmte Lebensmittel nicht so gut verträgt (und nach ihrem Verzehr etwas schlechter schläft) oder ob man unter einer vielleicht lebensgefährlichen Nahrungsmittelallergie leidet. Ein Bekannter von mir litt unter einer echten Nussallergie und wusste auch davon. Doch eines Tages war er bei Freunden zum Essen eingeladen und aß eine Pestosoße, nicht wissend, dass Pesto Pinienkerne (Nüsse) enthält. Nach dem ersten Bissen bekam er keine Luft mehr und erstickte vor den Augen seiner Familie und Freunde.

Ich habe diesen Fall hier nur geschildert, um einerseits zu zeigen, wie ernsthaft eine echte Lebensmittelallergie wirklich sein kann und wie wichtig deren Diagnose ist. Ich möchte aber durch die Drastik dieser Geschichte auch zeigen, wie unseriös andererseits mit dem Modethema »Lebensmittelunverträglichkeit« umgegangen wird. Den oben genannten Test, bei dem der Antikörpernachweis eine Unverträglichkeit nachweisen soll, muss man sich ungefähr so vorstellen: Trinken Sie Milch, werden sich immer harmlose Antikörper gegen Milch in Ihrem Körper bilden – alleine als Reaktion auf das Trinken der Milch. Nun teilt der Arzt also seinem Patienten mit, dass er in seinem Blut Antikörper gegen Milch gefunden hat beziehungsweise gegen irgendwelche anderen Lebensmittel, welche dieser Patient häufig isst. Der Patient erschrickt natürlich, weil die Antikörper seinem Speiseplan entsprechen und ihm daher suggeriert wird, dieser würde ihm schaden. Dabei sind sie einfach eine völlig normale Reaktion. Das Schlimme ist, dass so »diagnostizierte« Patienten oft nicht mehr in der Lage sind, angstfrei zu essen.

Es gibt eine Ausnahme: Rheumakranke und alle mit chronisch entzündlichen Erkrankungen des Darms (Morbus Crohn) und des Nervensystems (multiple Sklerose) wissen, dass sie im akuten Schub bestimmte Lebensmittel – Zucker, Weizen, Milch – vermeiden müssen. Die Reaktion auf diese Lebensmittel ist keine

Unverträglichkeit, die mittels Blutuntersuchung analysiert werden kann. Dieses Phänomen ist eine empirische Feststellung, die die Chinesen schon vor 2000 Jahren propagiert haben.

Das Geschäft mit der Angst

Besonders verbreitet ist ja auch die fast schon panikartige Angst vor Gluten. Wollen Sie schnell ein Geschäft gründen und in kürzester Zeit grandiose Unternehmenszahlen generieren? Dann empfehle ich Ihnen, in die Lebensmittelproduktion für glutenfreie Ernährung einzusteigen. Das ärgert mich besonders, denn echte Zöliakie, also Glutenunverträglichkeit, ist eine sehr ernst zu nehmende Krankheit. Doch nur etwa 0,1 Prozent der Bevölkerung leidet wirklich daran. Die Betroffenen müssen schon seit ihrer Kindheit konsequent Gluten vermeiden, um nicht unter massiven Mangelerscheinungen und blutigen Durchfällen zu leiden. Trotz der geringen Häufigkeit dieser Erkrankung steigt der Umsatz des Marktes für glutenfreie Lebensmittel ständig. 2017 wurden alleine in Deutschland 174,2 Millionen Euro mit glutenfreien Produkten im Lebensmitteleinzelhandel sowie in Drogeriemärkten umgesetzt. Die Patienten vermeiden Gluten, um irgendwie das diffuse Gefühl zu generieren, sich etwas Gutes zu tun.

Fast dasselbe gilt übrigens für die Laktoseunverträglichkeit. Laut der Deutschen Gesellschaft für Verdauungs- und Stoffwechselkrankheiten leiden nur etwa zehn Prozent der Bevölkerung unter Laktoseintoleranz. Selbst höhere Schätzungen gehen von maximal 20 Prozent Betroffenen aus. Wegen einer genetischen Besonderheit können sie Milchzucker nicht gut verdauen und leiden schon nach einem Glas Milch unter Übelkeit, Magenschmerzen, Durchfall oder Blähungen. Diese Zahlen würden aber nicht den boomenden Markt der als laktosefrei gekennzeichneten Lebensmittel rechtfertigen. Wenn dann sogar Produkte wie Schinken oder Wurst als laktosefrei angepriesen werden – obwohl man in ihnen eigentlich gar keine Laktose vermutet –, wird klar, dass hier Marketingstrategen mit den Ängsten der Konsumenten spielen.

Vom Essen besessen

Richtig gefährlich wird es, wenn Menschen jeglichen gesunden Umgang mit Essen verlieren und sich so selbst krank machen.

Der lateinische Begriff für Magersucht lautet Anorexia nervosa. Die Betroffenen hungern sich, leider oft wortwörtlich, zu Tode. Nicht zu essen ist in diesen Fällen eine Suchtkrankheit geworden, die natürlich mit sehr vielen, meist psychischen Ursachen zusammenhängt. Aber ist die heute so verbreitete Suche nach DER gesunden Ernährung, die missionarsartige Haltung immer neuer Ernährungsgurus und ihrer Ernährungstrends von Vegan über Paleo bis zu Clean-Eating, nicht auch schon eine Sucht? Der amerikanische Wissenschaftler Steven Bratman gab Ende der 1990er-Jahre dieser Haltung, zunächst nicht ganz ernst gemeint, den Namen »Orthorexia nervosa«, ein Wortspiel aus der Anorexia nervosa und dem griechischen Wort »ortho« für »richtig«. Er stellte die These auf, dass die Orthorexia-Betroffenen genauso besessen seien von der Qualität des Essens wie die Anorexia-Kranken von der Quantität, krank seien aber beide.

Diese Orthorexia-Patienten sind demnach überfordert von den Möglichkeiten und dem Überfluss in ihrem Leben, nicht nur das Essen betreffend. Über Kasteiung und die Restriktion ihrer Nahrung versuchen sie ihr Selbstwertgefühl zu erhöhen.

Nun gibt es Gott sei Dank bisher keine Fälle von Personen, die wegen ihrer Orthorexia ins Krankenhaus eingeliefert werden mussten (wie es leider bei der Anorexia sehr häufig der Fall ist), doch ein Funken Wahrheit ist an dieser Theorie auf alle Fälle. Einmal ganz davon abgesehen, dass es in meinen Augen eigentlich schon Zeichen eines psychischen Problems ist, wenn man sich hier bei uns, wo Essen im Überfluss vorhanden ist, künstlich beschränken muss, selbst wenn man nicht unter gesundheitsgefährdendem Übergewicht leidet. Mit gesundem Menschenverstand hat das auf alle Fälle nichts zu tun.

Fasten oder der Reset-Knopf

Im Privaten wie im Beruflichen sind mir Menschen, die keinen lustvollen Umgang mit Essen haben können, streng asketisch ausgerichtet sind oder sich regelmäßig mit Fasten kasteien, eigentlich immer ein wenig suspekt. Dennoch möchte ich ein paar Worte über das Fasten verlieren. Immer wieder behaupten Therapeuten, aber auch Wissenschaftler, dass nach drei Tagen des Fastens Bereiche des Erbguts im Zellkern aktiviert werden, die eine Art Reset-Knopf darstellen, und der Körper aus sich selbst heraus Energien mobilisiert und somit vereinfacht gesagt die Selbstheilungskräfte aktiviert.

Mir sind zu diesem Thema zwei Studien begegnet, die mich sehr faszinieren. Zur Zeit der Sowjetunion hörte in einer psychiatrischen Klinik ein schwer schizophrener Patient plötzlich auf zu essen. Nach vier Wochen dieses Fastens zeigte er zunehmend weniger Verhaltensauffälligkeiten, man konnte sogar seine Psychopharmaka absetzen. Der Chefarzt dieser Klinik experimentierte daraufhin jahrzehntelang mit Fasten als Therapie bei schweren psychiatrischen Erkrankungen und stellte dabei erstaunliche Erfolge fest. Diese Studien wurden erst jetzt (wieder-)entdeckt, werden allmählich gesichtet und von der Berliner Uniklinik der Charité ins Deutsche übersetzt.

Schon im Jahr 2012 hat eine Studie der Arbeitsgruppe um Dr. Valter Longo, Professor für Gerontologie und biologische Wissenschaften an der University of Southern California, in Medizinerkreisen für großen Wirbel gesorgt.

Für die Studie infizierten die Wissenschaftler Mäuse mit acht verschiedenen Krebsarten. Eine Gruppe der Mäuse wurde normal ernährt und nur mittels Chemotherapie behandelt, während die andere Gruppe vor Beginn der Chemotherapie jeweils 48 bis 60 Stunden zwar reichlich Trinkwasser, aber keine Nahrung erhielt. Von den Tieren der zweiten Gruppe behandelten die Forscher einen Teil zusätzlich zum Fasten mit Chemotherapie und einen anderen ließen sie ausschließlich fasten.

Die Forscher berichteten im Fachmagazin »Science Translational Medicine«, dass bei den Mäusen, die jeweils zwei bis drei Tage vor ihrer Chemotherapie nur reichlich Trinkwasser, aber keine Nahrung erhielten, die Chemotherapie deutlich bessere Resultate zeigte als bei der Gruppe der normal ernährten Mäuse. Im Ergebnis wurden mehr Mäuse geheilt. Nach einigen Zyklen schrumpften zudem mehr Krebstumore um über die Hälfte ihrer Größe. Die Forscher teilten mit, dass die Kombination aus Fasten und Chemotherapie außerdem Metastasen um mehr als 40 Prozent reduzierte im Vergleich zur Chemotherapie allein. Diese Studie bekam kurz nach ihrer Publikation die Oberste Richterin von Los Angeles, die gerade an Brustkrebs erkrankt war, in die Hände und initiierte eine klinische Studie mit Fastentherapie während der Chemotherapie bei Brustkrebs – mit erstaunlich positiven Ergebnissen.

Der Selbstversuch

Ich kann Therapien dann am besten empfehlen, wenn ich sie selbst schon erlebt habe. Als ich also in einem Winter – meine Kinder waren damals noch sehr klein – von einem Infekt in den anderen schlitterte und erfolglos versucht hatte, mit diversen Mittelchen und Therapien mein Immunsystem zu stärken, hatte ich irgendwann das Gefühl, ich müsse wirklich einmal meinen Reset-Knopf finden und mein System neu hochladen. Also fastete ich. Ich zog mich allein auf eine Berghütte zurück, da man während der ersten drei Tage des Fastens extrem müde, übellaunig und nicht sozial kompatibel ist – ich zumindest. Am vierten Tag fuhr ich zurück und begann wieder zu arbeiten, selbst erstaunt über meine Kraftreserven. Ich wurde sogar darauf angesprochen, wie erholt ich aussähe und – was mir Wochen zuvor wegen der ständigen Infekte nicht mehr möglich gewesen war: Ich konnte in der Mittagspause wieder Sport machen, trotz des Fastens. Die Energie, die mein Körper plötzlich mobilisieren konnte, ohne irgendwelche Nahrung zu erhalten, verblüffte mich. Das hätte ich nicht für möglich gehalten. Bei mir hielt der positive Effekt meines Sieben-Tage-Fastens (plus Vor- und Nachbereitung) noch viele Monate an, und ich blieb für einen langen Zeitraum infektfrei.

Im Allgemeinen versuche ich meine Patienten beim Thema Ernährung ja eher zu einer gewissen Spießigkeit zu erziehen, sie von Extremen oder Diäten weg- und zu regelmäßiger und ausgewogener Ernährung hinzubringen. In seltenen Fällen jedoch, wenn ich das Gefühl habe, der Patient bräuchte mal genau diesen Reset-Knopf, oder auch wenn der Leidensdruck beispielsweise bei Neurodermitis, Schuppenflechte, Rheuma oder extremer Infektanfälligkeit groß genug ist, begleite ich heute die Patienten durch eine Fastentherapie. Und in den meisten Fällen hilft es. Als Ernährungsumstellung zum langfristigen Gewichtsverlust ist Fasten aber natürlich nicht geeignet.

Ein Koch und Tomaten aus Italien

Viel mehr als jeder Diättrend beeindruckt mich die Liebe guter Köche zu ihren Produkten. Daran kann sich jeder ein Beispiel nehmen.

Meine Erfahrungen mit Fine Dining oder gar Sternküchen waren bis vor Kurzem – überschaubar. Doch dann hatte ich das große Glück, bei einem Zwei-Sterne-Koch am Tisch sitzen zu dürfen. Neben den großartigen Geschmacksexplosionen auf dem Teller und im Mund hat mich vor allem beeindruckt, wie dieser Koch von seinen Produkten und Lebensmitteln sprach. Schon der Name des Produktes wird mit größter Achtung und Leidenschaft ausgesprochen. Das klingt manchmal schon fast wie der Name eines Kunstwerkes oder ähnelt dem Rezitieren eines Gedichtes. Die Lebensmittel werden zu lebendigen Produkten, bei denen man sich bewusst darüber ist, dass ein Bauer oder Gemüsegärtner oder auch Kräutersammler viel Zeit und Leidenschaft in Aufzucht und Ernte investiert hat. Und deswegen werden sie wertgeschätzt. Das hat mich als Mensch und Arzt sehr fasziniert.

Nebenbei erzählte dieser Koch noch eine wunderbare Geschichte, die genau zum Thema passt. Einer seiner engsten Freunde stammt aus Italien und verbringt jeden Sommer bei seiner Familie in den Abruzzen. Dort baut sein Vater unter anderem Tomaten an. Und jeden Sommer erntet die ganze Familie diese Tomaten, die dann vom Vater höchstpersönlich eingekocht und teilweise im Ganzen, teilweise passiert in Gläser gefüllt werden. So sind sie für den

Rest des Jahres Grundlage für den perfekten Tomatensugo. Zu diesem Akt des Einkochens wurde »mein« Sternekoch nun schon ein paarmal eingeladen. Ernte und Einkochen werden im Familienkreis großartig zelebriert und natürlich ist es eine Ehre, dabei zu sein, irgendwelche Titel zählen da nichts. Insofern war es für den Gast schon eine Art Auszeichnung, am Ende des Kochvorgangs die Gläser luftdicht verschließen zu dürfen. Dass er auch immer ein paar der Gläser mit nach Hause nehmen kann und den Verzehr ebenfalls zelebriert, versteht sich von selbst. Das ist keine Marketingstory für eine italienische Pastafirma, das ist gelebte Liebe zum Produkt. Und auch wenn natürlich nicht jeder diese Geschichte nachleben kann, ich hoffe, Sie verstehen, was ich meine, wenn ich sage: Diese Wertschätzung ist eine gesunde Einstellung zu einem Lebensmittel.

Das Wichtigste auf einen Blick

Ernährung

(Sehr) kurz gefasste Grundsätze der Diätetik in der TCM:

- Die Nahrungsmittel in der TCM werden nach ihren energetischen Kriterien, ihrem energetischen Temperaturverhalten klassifiziert, das heißt danach, wie sie sich auf unsere Körperenergien auswirken. Ein Beispiel: Huhn gehört zu den Lebensmitteln mit heißem energetischen Verhalten. Es erwärmt und stärkt das Yang und ist deshalb gut bei Verkühlungen.
- Weiter wird unterschieden zwischen süßem, scharfem, salzigem und bitterem Geschmack und den jeweiligen Auswirkungen auf die Gesundheit:

  - Mit Süßem kann man zum Beispiel den Verlauf einer akuten Erkrankung abmildern.
  - Scharfes stärkt die Abwehrkräfte oder das Lungen-Chi.
  - Salziges hat Einfluss auf den Funktionskreis Niere und
  - Saures kühlt die Hitze im Funktionskreis Leber. Daher können beispielsweise Äpfel beruhigen.
  - Bitteres schließlich stärkt Patienten mit einem Herz-Chi-Mangel.
- Nicht nur laut TCM empfehle ich soweit wie möglich im Einklang mit der Natur und damit mit den Jahreszeiten zu essen. Die (chinesische) Theorie dahinter: Die Variationen der Ernährung im Verlauf eines ganzen Jahres unterstützen die Energiebewegungen im Körper im Laufe des Jahres. Es heißt: »Der Acker um die Ecke weiß am besten, was gerade gesund für Ihren Körper ist!« Die Pragmatik: So isst man gesunde Lebensmittel, die nicht konserviert oder über Tausende von Kilometern transportiert werden.
- Eventuell notwendige Ernährungsumstellungen benötigen Zeit. Crash-Diäten bringen gar nichts – außer den Energiehaushalt völlig durcheinander.
- Vorsicht beim Thema Lebensmittelunverträglichkeiten und -allergien! Echte Lebensmittelallergien können lebensgefährlich sein, Lebensmittelunverträglichkeiten sind meist eine Erfindung von Leuten, die damit Geld verdienen wollen.
- Nahrungsergänzungsmittel beruhigen hier in Deutschland nur Ihr schlechtes Gewissen. Bei ausgewogener Ernährung sind Sie jedoch für Ihre Gesundheit völlig unnötig!
- Beschäftigen Sie sich mit den Produkten, die Sie essen und entwickeln Sie ihnen gegenüber und denen, die sie herstel-

len (aufziehen, pflanzen usw.), Respekt. Das führt ganz automatisch dazu, dass Sie zu natürlichen, gesunden Produkten greifen, sie in einem gesunden Maß verzehren und nicht zu vieles einfach wegschmeißen (wobei Letzteres natürlich zunächst mit der Gesundung der Umwelt und erst danach mit ihrer eigenen zu tun hat).

Kreativität – von der Muse geküsst

Um manche meiner Patienten zu erreichen, muss ich mit ihnen am Verstand vorbeiarbeiten. Zum Beispiel über den Körper, wie oben geschildert. Oder ich muss ihre Seele erreichen, zum Beispiel über Kreativität. Da kann ich allerdings nur Anstöße geben, der Rest liegt alleine bei den Patienten.

Musik und meine Gitarre

Mein persönliches Thema bei der Kreativität ist die Musik. Sie hat mir schon immer Spaß gemacht, aber erst in den letzten Jahren habe ich ihren therapeutischen Aspekt erkannt. Als Kind spielte ich zwar verschiedene Instrumente, mochte aber weder Musikunterricht noch Musiklehrer. Als meine zweite Tochter geboren wurde und lange Zeit Schwierigkeiten hatte einzuschlafen, nahm ich irgendwann intuitiv meine Gitarre in die Hand und spielte an ihrem Bett vor mich hin. Das hatte den Effekt, dass sie sofort einschlief, was wiederum in unserem Freundeskreis zu lustigen Spekulationen führte, ob mein Geklimpere nun so beruhigend oder so langweilig sei. Und offensichtlich brachten diese Gespräche eine Freundin von uns auf die Idee, mir eine Probestunde bei einem Gitarrenlehrer zu schenken. Na toll, darauf hatte ich nun gar keine Lust. Ich lasse mir ohnehin ungerne etwas sagen, und jetzt sollte ich mit Mitte 40 plötzlich in den Musikunterricht gehen? Ich habe diese Probestunde also so oft wie möglich verschoben. Doch irgendwann kam ich nicht mehr aus.

Und ich bin einem Mann begegnet, der mich mit seiner Leidenschaft, Musik zu leben, sofort faszinierte. Als ich ihm erzählte, dass ich selbst sehr gerne Paco de Lucia, den inzwischen verstorbenen Flamenco-Gitarristen, höre, schlug er ganz trocken vor: »Okay, dann spielen wir jetzt Paco de Lucia.« Ich war entsetzt, denn für mich war es unvorstellbar, diesen großen Meister nachzuspielen. Aber er zeigte mir einfach die entsprechenden Akkorde und den Rhythmus und gemeinsam fingen wir an zu spielen. Als ich eine halbe Stunde später nach Hause ging, fühlte ich mich beseelt, ich kann es nicht anders sagen. Und ich hatte in dieser kurzen ersten Stunde mit ihm mehr über Musik erfahren als in Jahren zuvor.

Inzwischen besuche ich ihn regelmäßig und lerne bei ihm neben der Musik ein paar Dinge fürs Leben: Das Gitarrenspiel hält mir oft einen Spiegel vor, der mir zeigt, wo ich gerade stehe. Es gibt Tage, an denen ich nach einer Viertelstunde das Instrument frustriert an die Wand schlagen könnte – und daran merke, dass mich gerade einige Dinge mehr beschäftigen, als ich es bisher zugelassen habe. Oder aber ich gerate in einen Flow und spiele stundenlang – alleine oder mit Freunden – und vergesse die Zeit darüber. Und genau das ist der therapeutische Effekt und der Grund, warum ich diese Geschichte erzähle. Ob Sie nun Gitarre spielen oder irgendein anderes Instrument, ob Sie singen, tanzen oder malen, wichtig dabei ist, dass Sie es sich selbst wert sind und sich Zeit für diese Tätigkeiten nehmen, obwohl Sie doch eigentlich glauben, keine Zeit zu haben. Dass Sie einfach loslegen, ohne Ziel und ohne Anerkennung von anderen dafür zu erwarten – am Verstand vorbei nur mit dem Herzen.

Besser als jeder künstliche Stimulus

Es geht hier übrigens nicht um meinen kleinen Spleen oder eine seelenvolle Geschichte, auch die Wissenschaft hat sich ernsthaft mit der Wirkung von Musik auf unsere Emotionen und unser Gehirn beschäftigt. Bei musizierenden Kindern wurden strukturelle Veränderungen des Gehirns nachgewiesen: die vermehrte Ausschüttung von sogenannten Glückshormonen wie Endorphin und Oxytocin, auch »Kuschelhormon« genannt. Letzteres führt beispielsweise auch bei Müttern zum Glücksempfinden, wenn sie ihren Säugling stillen. Musik regt fast jede emotionale Zone im Gehirn an und beeinflusst so nachhaltig positiv die emotionale Kompetenz. Das schafft kein anderer künstlicher Stimulus.

Aus diesem Grund ist Musik auch ein kleines, aber nicht unwichtiges Mosaiksteinchen in der Therapie depressiver Patienten. Eine meiner Patientinnen, eine hoch angesehene Wissenschaftlerin, musste in ihrer Jugend Klavier spielen, empfand dabei aber nie Freude. Auch sonst durfte sie zu Hause wenig Freude erleben oder auch Freunde haben, da ihre Eltern das als Zeitverschwendung betrachteten. Eigentlich wollte sie einen Handwerksberuf lernen, wurde aber von den Eltern genötigt, ein Hochschulstudium abzuschließen. Trotz ihres großen beruflichen Erfolges betäubte sie sich später jeden Abend mit einer Flasche Rotwein, litt unter schweren Schlafstörungen und Nackenverspannungen. Aus diesem Grund kam sie zu mir zur Akupunktur. Als ich ihr in einem unserer Gespräche die Geschichte von meinem Gitarrenspiel erzählte, war sie völlig verblüfft von der Vorstellung, dass man sich tatsächlich stundenlang dem Spiel mit einem Instrument hingeben kann, ohne weiteren Sinn und Zweck, einfach nur zum eigenen Genuss. Nach einem stationären Aufenthalt in der psychosomatischen Klinik, in der sie auch Musiktherapie erfuhr, holte sie dann, gleich nach der Entlassung, ihr altes Klavier aus dem Elternhaus und begann regelmäßig zu spielen – diesmal mit Freude und Leidenschaft – und bezeichnet das Musizieren als kleinen, aber sehr wichtigen Bestandteil ihrer Gesundwerdung.

Eine Geschichte am Rande, die mich zum Thema der Bedeutung von Musik im Leben eines Menschen fasziniert hat: Ende 2015 ist der deutsche Altbundeskanzler Helmut Schmidt gestorben. In einem seiner letzten Interviews erfuhr ich einiges, was ich zuvor nicht von ihm wusste: Helmut Schmidt, den ich bis dahin für einen sehr charismatischen, aber auch eher eitlen und geradlinigen Mann gehalten hatte, war von seinem vierzigsten Lebensjahr an schwer herzkrank, musste mehrmals reanimiert werden und lebte mit einem Herzschrittmacher. Aber das ist es nicht, warum ich ihn hier erwähne. Er, der vieles in seinem Leben geschafft hatte, auf das er stolz sein konnte, erzählte in diesem Interview auch, dass das Einzige, auf das er in seinem Leben wirklich stolz gewesen sei, die einzige »Tätigkeit«, ohne die er nicht hätte leben können und wollen, die Musik gewesen sei. Er selbst war ein begnadeter Pianist, wovon man sich übrigens auf einer Einspielung eines vierhändigen Klavierkonzerts von Mozart, zusammen mit Justus Frantz, überzeugen kann.

Keine Zeit – kein Leben

Es ist schon komisch: Wenn ich Patienten zur Musiktherapie überrede oder einfach nur dazu, ein Instrument (wieder) zu spielen, zu lernen, dann frage ich sie manchmal, ob sie Kinder haben. Und ob die ein Instrument lernen und warum sie als Eltern denn wünschten, dass ihre Kinder ein Instrument lernten. Meistens ist die Antwort dann: »Weil es ihnen guttut.« Aha, und warum machen sie es dann nicht selbst? Würde man sich selbst hinterfragen, würde man schnell merken: Es tut mir auch gut. Das ist übrigens genau dasselbe wie beim Sport oder bei der Ernährung. Was für Kinder gut ist, liest man sofort nach, das setzt man um. Nur man selbst lumpt – immer mit der Ausrede: »Nein, dafür habe ich keine Zeit!«. Dann sollte man sich allerdings einmal überlegen, welche Qualität so ein Leben hat, in dem man keine Zeit für Dinge hat, die einem guttun. Und wie man sich diese Zeit vielleicht doch verschaffen kann – um sein Gleichgewicht aus Körper, Seele, Geist zu erhalten und damit seine Gesundheit. Um gesund zu sein, muss man sich auch um sich selbst kümmern.

Yoga als Weg aus der musikalischen Schaffenskrise

Ich betone ja gerne, dass vieles auf dem Weg der Gesundung zusammenhängt, Teil des Gesamtpakets aus Körper, Seele und Geist ist. Dazu passt die Geschichte eines der bedeutendsten Violinisten des 20. Jahrhunderts, Yehudi Menuhin, die ich daher hier gerne erzählen möchte.

Nach dem Zweiten Weltkrieg lernte er auf einer Konzerttournee durch Indien den Yogi B.K.S. Ivengar kennen. Zu diesem Zeitpunkt war die Karriere Yehudi Menuhins in einer Krise. Er hatte jahrelang unter stressbedingter Schlaflosigkeit und depressiven Phasen gelitten. Das machte sich auch in seinem Geigenspiel bemerkbar. Durch die Yogapraxis mit Ivengar konnte er diese Beschwerden deutlich lindern und behielt nicht nur seine Freundschaft mit Ivengar, sondern auch die regelmäßige Yogapraxis bei. Denn er war fasziniert von diesem Weg für Körper, Geist und Seele. Nicht nur, weil die Yogapraxis seinem persönlichen Wohlbefinden diente, sondern auch, weil er darin ein perfektes Werkzeug fand, seinen Körper im harmonischen Zusammenspiel mit seiner Geige und den Bewegungen des Geigenspiels ganz bewusst wahrzunehmen. Er ging sogar so weit zu sagen, dass die tägliche Hatha-Yoga-Praxis für ihn wichtiger sei als das Üben seines Instrumentes. Denn durch die mithilfe des Yoga wiedergewonnene Ruhe und die bewusste Beziehung zu seinem Körper konnte er sich einer ganz neuen Art seines Geigenspiels nähern und schließlich sein großes Comeback feiern. Ivengar nannte er daher in Interviews gerne »meinen besten Geigenlehrer«.

Kunst als Therapie

Kreativität ist ein meiner Meinung nach ganz wichtiger Bestandteil eines gesunden Lebens. Aus diesem Grund erzähle ich meine eigene Gitarrengeschichte manchmal auch Patienten in meiner Praxis so ausführlich. Und wie schon geschildert, beginnen manche Patienten dann auch wirklich, selbst Musik zu machen, oder holen ihr lang vernachlässigtes Instrument wieder aus der Ecke.

Natürlich gibt es aber auch andere Methoden, sich über Kreativität Energie zurückzuholen. Ob man nun malt, dichtet, fotografiert, schnitzt oder tanzt: Wichtig ist, etwas zu finden, bei dem Energie fließt, etwas, was einem Spaß macht, etwas, bei dem man die Zeit vergessen, in eine Form von Flow kommen kann und so auch zur Ruhe kommt. Etwas zu finden, was einem guttut und mit dem man sich selbst Zeit schenken kann. Wie schon gesagt, es geht nicht darum, ein Gemälde oder eine Melodie oder ein Gedicht zu schaffen. Hier trifft vielmehr der alte Spruch zu: Der Weg ist das Ziel.

Wenn ich das Gefühl habe, dass ein Patient an Grenzen stößt, beispielsweise sehe, dass er Schwierigkeiten hat, seine traumatischen Erlebnisse in Worte zu fassen, oder es nicht schafft, überhaupt Emotionen in Worten auszudrücken, schicke ich ihn auch gerne, begleitend zur Psychotherapie, zu meiner Frau in die Kunsttherapie. Erst durch sie habe ich übrigens die faszinierende Welt der Kunsttherapie kennengelernt.

Die Reaktionen meiner Patienten auf den Vorschlag »Kunsttherapie« sind sehr unterschiedlich. Einige haben schon immer gerne gemalt und können sich sofort vorstellen, mit einem Kunsttherapeuten malend ihre Gefühle auszudrücken, Ressourcen zu schöpfen und wieder Selbstvertrauen aufzubauen. Andere sagen zuerst erschrocken: »Aber ich kann gar nicht malen. Das ist nichts für mich.« Doch es geht bei der Kunsttherapie nicht um die Schaffung eines Kunstwerks, sondern darum, sich durch Themen und Konflikte richtiggehend »durchzumalen«. Viele haben zunächst Angst vor einem weißen Blatt Papier. Aber irgendetwas kann man wirklich immer kritzeln. Der eine fängt an, mit einem Bleistift ganz rechts unten akkurat zu zeichnen. Ich dagegen würde eher mit einem dicken Pinsel bis über den Bildrand arbeiten. Das eine ist nicht »besser« als das andere. Hier geht es darum, über das künstlerische Tun einen Prozess anzustoßen, das Unbewusste bewusst werden zu lassen, sodass Gefühle ausgedrückt und oft verborgene Fähigkeiten entdeckt werden können. Im Idealfall hilft es den Patienten, eventuell unterdrückte Gefühle auszudrücken, sich und ihre Krankheit oder ihre Krise anzunehmen und neue Lebensziele zu finden.

Wir haben das einmal bei einem Abendessen im Freundeskreis – zu vorgerückter Stunde – ausprobiert. Meine Frau hat Blätter und Malgeräte geholt und uns alle malen lassen. Was da passierte, war sehr interessant. Einer, von dem ich es nie erwartet hatte, Typ »Yuppie«, hat sich total geöffnet und einen ehrlichen Einblick in seine Gefühlswelt zugelassen. Während wir bei einer anderen, die eigentlich immer für alles offen ist, schon als Laien bei ihrer

Zeichnung sofort gemerkt haben, dass sie sich gegen jede Öffnung wehrt. Bezeichnenderweise hat sie dann auch eine Kunsttherapie gemacht.

Ich habe eine Patientin, die schon lange bei mir und ein Opfer ihrer eigenen heftigen Stimmungs- und Gefühlsschwankungen ist – was wiederum zu extremer innerlicher Anspannung führt. Sie hatte schon zahlreiche verschiedene Therapien hinter sich. Als ich ihr vorschlug, es doch einmal mit Kunsttherapie zu probieren, war sie zunächst überhaupt nicht begeistert, weil sie überzeugt war, schon alles versucht zu haben. Und auf »malen« hatte sie erst recht keine Lust! Aber weil sie mir vertraute, wollte sie es wenigstens einmal ausprobieren. Was dort im Detail passierte, ist nicht mein Thema, aber inzwischen ist diese Patientin verheiratet und »funktioniert« relativ normal. Mit einer Gesprächstherapie kann man solche Patienten oft auf der emotionalen Ebene nicht erreichen. Von Patienten, bei denen man sich, wie bei einer Zwiebel, Schale für Schale vorarbeiten muss, habe ich schon erzählt. Für sie kann Kunsttherapie ein wunderbarer Weg sein, eine neue Schale abzublättern.

Ein weiterer heilender Aspekt der Kunsttherapie liegt übrigens in der Aktivität des Malens, dem Tun. Man redet nicht nur, sondern erlebt sich als Handelnder, der auf dem Papier etwas wagen oder ausprobieren kann.

Kreativität

- Kreativität ist eine wunderbare Methode, um am Verstand vorbeizuarbeiten und direkt die Seele zu erreichen. Man sagt ja auch, man mache etwas »mit dem Herzen« oder »aus vollem Herzen«.
- In der TCM ist daher auch eine Depression eine Herzerkrankung (siehe Funktionskreis Herz, Seite 161 ff.).
- Die positive Wirkung beispielsweise von Musik auf das Gehirn kann in der Kernspintomographie sichtbar gemacht werden.
- Die Ausschüttung von Glückshormonen wie Endorphin und Oxytocin bei kreativer Betätigung können im Blut nachgewiesen werden.
- Musik regt fast jede emotionale Zone im Gehirn an und beeinflusst so nachhaltig positiv die emotionale Kompetenz. Das schafft kein anderer künstlicher Stimulus.
- Eltern wissen und betonen, dass Musik ihren Kindern guttut. Deshalb schicken sie sie intuitiv in die Musikschule. Bei sich selbst vergessen sie diese Überzeugung.
- Überlegen Sie sich, welches Instrument Ihnen Spaß machen könnte. Leihen Sie es sich aus und nehmen Sie ein paar Stunden.
- Wenn Sie schon einmal ein Instrument erlernt haben, fangen Sie wieder an, es zu spielen, nehmen Sie sich auch wieder Stunden.
- Musik ist nur eine Form der Kreativität, die ich allerdings aus eigener Erfahrung kenne. Selbstverständlich haben auch andere kreative Tätigkeiten ähnliche Effekte: Es fließt Energie,

man kann die Zeit vergessen und kommt dabei gleichzeitig zur Ruhe: malen, dichten, fotografieren, schnitzen, tanzen und vieles mehr.

- In schwierigen psychischen Situationen kann auch Kunsttherapie helfen, bei der man die Aktivität des Malens mit dem Gespräch verbindet und gleichzeitig zum aktiv Handelnden wird, der auf dem Papier etwas ausprobieren kann.
- Diese Erfahrung müssen Sie selbst machen, ich kann nur Empfehlungen aussprechen.

Auf sich und andere hören

Kommunikation ist ein wichtiger Bestandteil eines gesunden Lebens. Was ist Kommunikation? Wirkliche Kommunikation mit einer anderen Person wandelt den reinen Informationsaustausch in einen Austausch von Gefühlen, Gedanken und Ideen. Interessanterweise wird sie in der tibetischen Kultur als eine Ausdrucksform von Intelligenz und Freundlichkeit geschätzt. Wichtig für das Wohlbefinden aller Beteiligten an einer Kommunikation ist es aber auch, dass das Gesagte den wahren Gefühlen entspricht.

Fehlende Kommunikation macht krank

Fehlende Kommunikation kann tatsächlich auch krank machen. Dies wurde gerade an der Haunerschen Kinderklinik der Universität München untersucht. Das Schweigen in der Familie, das Ignorieren als Strafe und die verbale Erniedrigung werden als emotionaler Missbrauch angesehen und sind mit das Schlimmste, was man einem Kind antun kann. Später neigen diese Kinder zu Depressionen und Angststörungen, zeigen aber auch körperliche Beschwerden wie eine Erniedrigung der Schmerzschwelle und eine lebenslange Immunschwäche. Die Auswirkungen können tatsächlich schädlicher für das Individuum sein als körperlicher Missbrauch.

Diaden-Gespräche

Leider lernen viele Menschen nie wirklich, miteinander zu sprechen, zu kommunizieren, und das fängt schon in der Familie an. Damit bin ich in meiner Praxis fast täglich konfrontiert. Ich kann natürlich hier in diesem Rahmen niemandem mal schnell beibringen, wie gesunde Kommunikation abläuft, aber ich möchte doch einige Bereiche der Kommunikation ansprechen, in denen man selbst üben kann.

Die sogenannten Diaden-Gespräche sind nicht Gespräche im herkömmlichen Sinn, manchmal werden sie auch als Tiefeninterview mit Moderator geführt. Was ich aber hier meine, ist folgendes Setting: Zwei Menschen sitzen sich gegenüber. Sie haben einen bestimmten Zeitrahmen für ihr Gespräch festgelegt. Die Themen dürfen nicht einfach Smalltalk sein, stattdessen muss es um ein Thema gehen, das dem Sprecher wichtig ist. Einer fängt nun an zu sprechen, der andere muss zuhören. Das heißt, der Sprechende kann seine Gedanken ganz frei entwickeln, ohne durch Einwände oder Ergänzungen vom anderen unterbrochen zu werden. Aber auch der Zuhörer kann ganz entspannt zuhören, weil von ihm keine unmittelbare Antwort erwartet wird, er (oder sie) muss wirklich einfach nur zuhören. Wichtig für den Sprechenden ist es, immer in der Ich-Aussage zu bleiben. Das ist aber ohnehin das Einmaleins der Kommunikation: Nicht »Du machst…«, sondern »Ich fühle…« Nach dem vereinbarten Zeitraum werden die Rollen von Redner und Zuhörer getauscht. Wenn man mit diesem System nur fünf Minuten pro Woche anfängt, ist man zumindest gezwungen zu kommunizieren. Und Ehe beispielsweise ist vor allem Kommunikation.

Oft hilft es wirklich – wobei wir da auch wieder beim Thema Routine sind –, sich jede Woche einen festen Termin für ein solches Gespräch zu setzen. Auch wenn es nicht gleich ein Diaden-Gespräch ist, ist das absolut heilend.

Ich empfehle, zum Beispiel jeden zweiten Donnerstag, den Fernseher auszumachen, vielleicht sogar eine Kerze anzuzünden und entweder fünf Minuten oder eine Stunde, je nachdem, was man vorher gemeinsam ausgemacht hat, einfach einmal miteinander zu sprechen. Das ist viel besser, als immer gleich alles, was man auf dem Herzen hat, loszuwerden. Dafür ist dann dieser Termin da – ein echter Termin mit Tag und Uhrzeit, der auch unbedingt eingehalten wird. Ist die vereinbarte Zeit vorbei, kann man natürlich auch weiterdiskutieren – oder man kann gemeinsam Sex haben, was auch wichtig ist.

Kraulen statt reden

Die meisten Partnerschaften scheitern an der fehlenden Kommunikation. Aber Kommunikation heißt nicht nur reden. Es gibt auch wunderbare Formen der nonverbalen Kommunikation. Man kann zusammen laufen, zusammen ins Kino gehen oder all die Dinge tun, die jeder Beziehungsratgeber empfiehlt – oder einfach auch mal gemeinsam schweigen.

Oder man ist zärtlich zueinander. Sexualität stellt die intimste Form von Kommunikation dar. »Lust« kann sich jeder selber machen oder jemanden kaufen, der sie einem macht. Fortpflanzung kann man mittlerweile sogar vom Sex abkoppeln. Das Einzige, was keiner alleine schafft, ist das Gefühl, angenommen zu sein. Und deshalb wollen im Idealfall auch in langjährigen Partnerschaften die Paare immer wieder miteinander schlafen. Gute Kommunikation bedeutet eben nicht, immer alles auszudiskutieren. Manchmal ist es auch sinnvoll – gerade in einer Partnerschaft –, nicht auf jedes Argument des Partners einzugehen, sondern ihn oder sie einfach einmal in den Arm zu nehmen.

Dazu ein Zitat der Familientherapeutin Virginia Sinclair: »Wir benötigen pro Tag vier Umarmungen zum Überleben. Wir benötigen pro Tag acht Umarmungen zum Leben. Wir benötigen pro Tag zwölf Umarmungen zum Wachstum.«

Kommunikation

- Fehlende Kommunikation macht krank.
- Schweigen in der Familie, Ignorieren als Strafe und verbale Erniedrigung werden auch von Kinderärzten als emotionaler Missbrauch angesehen, der zu späteren Depressionen und Angststörungen führen wird.
- Setzen Sie sich, insbesondere in der Partnerschaft oder der Familie, regelmäßige Termine, an denen wirklich miteinander gesprochen wird (zum Beispiel mit Diaden-Gespräche, siehe Seite 260).
- Kommunikation bedeutet nicht nur Gespräch, sondern kann auch ein gemeinsames Erlebnis sein oder – ganz wichtig – körperliche Berührung, Zärtlichkeit.
- Manchmal ist eine Umarmung wichtiger und richtiger als zu viele Worte.

Hände weg von einer Beziehung

Über Beziehungen habe ich schon bei der Mitte, bei Milz-Magen, einiges geschrieben. Dass unsere Beziehungen zu anderen Menschen sich auf unsere Gesundheit auswirken, ist – auch schulmedizinisch – belegt. Hier möchte ich aber einen anderen Teilaspekt ansprechen. Es gibt Zeiten, da sind wir beziehungsunfähig. Und in diesen Zeiten sollte man auch die Finger von der aktuellen Partnersuche lassen und sich einfach erst mal auf sich selbst konzentrieren.

Dazu die Geschichte einer meiner Patientinnen: Sie, energisch und lebensfroh, war verheiratet mit einem Mann, der eher kühl und beherrscht war. Sie hatten bereits ein kleines Kind und nach zehn Jahren Ehe wollte sie gerne ein zweites – und außerdem gerne mal überhaupt wieder Sex haben. Das hat sie ihrem Mann auch kommuniziert. Er sah das nicht so und antwortete nur: »Wenn du das willst, dann musst du dir dazu einen anderen suchen.« Also suchte sie sich einen Liebhaber und erzählte ihrem Mann nach ein paar Monaten auch davon. Er war zwar wütend, sie beschlossen aber gemeinsam, die Familie zusammenzuhalten. Dann aber starb ihr Vater – und am nächsten Tag verließ sie ihr Mann. Grundsätzlich hat sie das ganz gut verdaut, sich aber in der Folgezeit in eine Affäre nach der anderen gestürzt. Zu mir kam sie eigentlich wegen Nackenverspannungen. Aber als sie mir ihre private Situation erzählte, erklärte ich ihr, dass es zwar verständlich sei, sich nach dem Ende einer Beziehung erst einmal »Trost« zu suchen, sie aber nun an die Verarbeitung gehen müsse und in dieser Zeit die Finger von Männern lassen solle. Sonst zickt der Körper.

Zur Verarbeitung einer Beziehung gehört auch, sich zu fragen: Was ist mir wichtig? Was tut mir gut? Was läuft immer schief? Kann ich das ändern? Auf diese Weise findet man sein eigenes Selbstbewusstsein im wahrsten Sinn des Wortes wieder. Und erst dann ist man auch wieder beziehungsfähig.

Einfach eine neue Beziehung einzugehen, womöglich sogar, wenn die alte noch besteht, ist definitiv keine Lösung. Wenn man merkt, dass man die Neigung hat fremdzugehen, ist das ein Gradmesser für die Beziehung. Ganz banal. Und das tatsächliche Fremdgehen ändert an der aktuellen Beziehung gar nichts. Vor Kurzem war eine Patientin bei mir, deren Beziehung in der Krise steckte. Doch sie und ihr Mann haben gemeinsam besprochen, vier Wochen lang getrennte Wege zu gehen – wobei keiner in dieser Zeit fremdgehen sollte – und sich dann zusammenzusetzen und zu reden. Und es war ein fantastisches Gespräch. Dieser geplante Abstand und die anschließende konkrete Verabredung zu einem Gespräch finde ich ein gutes Konzept. Danach sieht man auf alle Fälle die eigene Beziehung klarer. In diesem Fall sind die beiden zusammengeblieben.

Rituale und die Kunst der Langeweile

In unserer aktionsgetriebenen Welt ist es schwierig geworden, den positiven Gedanken von Gewohnheiten und Ritualen zu vermitteln oder gar zu erklären, dass das Aushalten von Langeweile notwendig ist für ein gesundes Leben.

Rituale und das Durchbrechen von Ritualen

Ich habe schon von der Bedeutung von Ritualen für unsere Gesundheit gesprochen. Und es ist in der Tat so wichtig wie banal, dass man sich im Alltag Rituale schafft. Wie schon geschildert, beginnt das mit regelmäßigen Mahlzeiten, regelmäßigem und ausreichendem Schlaf, wenn möglich nicht jede Nacht in einer anderen Stadt oder gar einem anderen Staat. Es ist aber auch wichtig (gerade, wenn der berufliche Alltag wenig Regelmäßigkeit zulässt), sich selbst kleine Wohlfühlrituale zu schaffen, sei es nun über Bewegung, Kreativität, Gespräche mit Freunden, was auch immer, es sollte nur regelmäßiger Teil Ihres Lebens sein.

Rituale beschreibe ich meinen Patienten als ein Wohlfühlnetzwerk, das einem die Kraft gibt, seinen Verstand und seine Kreativität auszuleben und – als Teil der schon beschriebenen Resilienz – gesund zu werden und zu bleiben. Wie gesagt, der Körper ist ein Spießer.

Doch manchmal muss man den Spießer auch aufwecken. Insbesondere bei Menschen, die ohnehin sehr ritualisiert leben, ist es mindestens genauso wichtig, aus Ritualen auch mal auszubrechen. Sie wissen selbst, ob Sie eher zur ersten Gruppe oder zu dieser zweiten Gruppe von Menschen gehören, die mit ihren Gewohnheiten und Ritualen zu sehr verhaftet sind. Dann muss der Geist auch ab und zu mit etwas Unerwartetem konfrontiert werden, sonst dreht er sich ständig im Kreis und entwickelt keine neuen Gedanken und Ideen. Auch hier kommt wieder die Kreativität ins Spiel. Man kann doch versuchen, ein Instrument auszuprobieren oder tanzen zu gehen oder was auch immer man sich dafür aussucht. Denn das harmonische Ineinander von Bewegung und Stille ist für den Geist genauso wichtig wie auch für das Training jedes Sportlers.

Depression bedeutet oft auch, dass sich Patienten vom Alltag abwenden und sich zu Hause vergraben. Wenn ich daher Patienten wegen einer Depression krankschreiben muss, dann empfehle ich ihnen nicht nur, jeden Tag unbedingt einmal das Haus zu verlassen, sondern auch, jeden Tag eine Art »Hausaufgabe« zu machen, indem sie etwas tun, was sie vorher noch nie gemacht haben. Das kann auch nur eine Kleinigkeit sein: die Post nicht erst einmal liegen zu lassen, sondern sofort aufzumachen. Wenn sich jemand beim Metzger vordrängelt, sich nicht still zu ärgern, sondern denjenigen klar anzusprechen. Einen Brief statt einer E-Mail zu schreiben oder auch sich zu überlegen, ob es einen Traum gibt, den man sich verwirklichen kann. So werden die typischen negativen Gedankenspiralen einer Depression durchbrochen.

Die Kunst der Langeweile

Ich finde Langeweile gut und wichtig, aber die Unfähigkeit vieler meiner Patienten, damit umzugehen – sie womöglich sogar zu genießen –, erschreckt mich immer wieder.

Es mit sich selbst aushalten

Es sind gar nicht so seltene Fälle: Beruflich sehr eingespannte Patienten, die schon länger wegen depressiver Stimmungen, ständiger Nackenverspannung und Schlafstörungen bei mir in Behandlung sind, bekommen einen starken Infekt, zum Beispiel eine Nebenhöhlenentzündung, die sie dann doch ein paar Tage ins Bett zwingt. Und dann rufen sie mich nach drei Tagen an, weil sie erstens besorgt sind, dass der Infekt »immer noch nicht weg ist«, und sie es zweitens »nicht mehr zu Hause aushalten« und schon »wie ein wildes Tier in der Wohnung« herumlaufen. Für mich ist es erschreckend, dass es manche Menschen nicht einmal ein paar Tage mit sich selbst aushalten und sich sinnlos der Ruhe hingeben können. Dabei kann Langeweile so ein Abenteuer sein. Wer einfach nichts tut und sich freudig der Langeweile hingibt, kann seine Fähigkeit in Geduld üben, bekommt die Chance, kreativ zu werden und vor allem auch sich seiner selbst bewusst zu werden. Nicht umsonst beneiden wir die Italiener um ihr Dolcefarniente. Sie können genießen, leben, lernen, kreativ sein und sind trotzdem alles andere als »Langweiler«. Langeweile ist eben doch eine hohe Kunst, und schon Johann Wolfgang von Goethe hat etwas pointiert festgestellt: »Wenn die Affen es dahin bringen könnten, Langeweile zu haben, so könnten sie Menschen werden.«

Anhalten ist schwer

Es ist wirklich eine traurige Tatsache, dass manche Patienten lieber viel Geld für eine bestimmte Behandlung zahlen oder eine Pille schlucken, als selbst etwas zu unternehmen und selbst Verantwortung zu übernehmen. Manche haben schlicht keine Lust dazu und machen eben weiter, bis es knallt. Anderen fehlt sogar die Energie, um anzuhalten. Sie drehen sich in ihrem Rad und wehren sich mit Händen und Füßen schon gegen den bloßen Gedanken, einmal eine Auszeit zu nehmen: »Geht nicht! Wann denn? So ist mein Job eben! Ich trage Verantwortung, der kann ich mich nicht so einfach entziehen!«

Sie sind tatsächlich völlig damit überfordert, einfach nur anzuhalten. Im Gegenteil, sie sind stolz darauf, sich im täglichen Hamsterrad halten zu können. Ich hatte im ersten Semester einen Physikprofessor, der gleichzeitig Philosoph war und uns für dieses Verhalten eine sehr einleuchtende Erklärung geliefert hat: Es ist ein Naturgesetz, dass es nur wenig Kraftaufwand benötigt, wenn man mit einer bestimmten Geschwindigkeit fährt und diese Geschwindigkeit halten möchte. Geht man aber in eine Kurve, nimmt also eine Richtungsänderung vor, muss man Gas geben, um mit der gleichen Geschwindigkeit aus der Kurve herauszukommen, wie man reingekommen ist. Es kostet also Kraft, die Richtung zu ändern – wie im richtigen Leben. Deswegen muss ich manche Patienten mit sanfter Gewalt erst einmal aus dem Verkehr ziehen. Denn die Kraft für eine Richtungsänderung haben sie nicht. Würde man sie ihnen abverlangen, würden sie nur sofort zusammenbrechen (aus der Kurve fliegen). Ein physikalisches Gesetz.

Wenn aber die Geschwindigkeit zu hoch für die kleinste Kurve ist, muss man davor sogar abbremsen, um nicht aus der Kurve zu fliegen, und auch dieses Bremsen oder gar Anhalten erfordert Energie. So ist das auch mit dem Versuch, das Hamsterrad anzuhalten und sich einfach mal danebenzustellen. Das kostet Kraft, das Weitermachen wäre doch so viel einfacher.

Und dann kommt das Schwerste: Wenn diese »Raser« und »Hamsterradprofis« doch endlich zum Stillstand kommen, können sie überhaupt nichts mit sich anfangen. Denn sie können schon nichts mehr spüren außer dem Druck, dem sie ständig ausgesetzt sind. Sie sind unfähig, Langeweile zu genießen, ohne ein schlechtes Gewissen zu haben. Sie sind unfähig, Dinge zu tun, die sie bisher noch nie getan haben, sich ein Wohlfühlnetzwerk zu schaffen, auf das man auch zurückgreifen kann, wenn man wieder in den Alltag zurückgeht – quasi neue Bremsen fürs Hamsterrad. Sie halten zwar an, sitzen dann aber zu Hause, bekommen ein schlechtes Gewissen und – bevor Körper, Seele und Geist auch nur die Chance zum Durchatmen bekommen – machen schnell weiter wie zuvor. Bis ihnen der Körper einen Stein in den Weg schmeißt. Dann kommen sie (wieder) zu mir oder meinen Kollegen.

Kinder, die sich nicht langweilen können

Die Älteren unter Ihnen können sich wahrscheinlich noch an eine Kindheit erinnern, in der es keine 120 Fernsehprogramme und keine Computerspiele gab – und Kinder trotzdem keine Langeweile hatten. Das soll nun kein nostalgischer Seufzer werden, aber im Freundeskreis stelle ich immer wieder fest, dass Kinder, die nicht darin unterstützt werden, sich treiben zu lassen oder im Spiel mit sich und anderen eigenständig Spiele und Abenteuer zu entwickeln, darauf angewiesen sind, dass man ihre Zeit gestaltet. Je mehr man Kinder aber beschäftigt oder sie von Medien beschäftigen lässt, desto weniger können sie etwas mit sich selbst anfangen – und haben es dann als Erwachsene auch nie gelernt. Ich habe bei meinen Kindern festgestellt, dass, wenn sie lernen, es auch mal ohne »Entertainment« auszuhalten, die Langeweile meistens dazu führt, dass sie großartige Ideen haben, total kreativ werden und aus den kleinsten Sachen die tollsten Spielzeuge entwickeln.

Rituale und die Kunst der Langeweile

- Der Körper ist ein Spießer! Auch wenn das nicht dem Zeitgeist ständiger Action entspricht: Wie bei Babys, bei denen regelmäßige Essens- und Schlafenszeiten für uns selbstverständlich sind, braucht auch unser erwachsener Körper Rhythmus, um den Alltag zu bewältigen.
- Daher sind Rituale im Alltag wichtig für unsere Gesundheit. Sie bilden eine Art Wohlfühlnetz, auf dessen Basis man die Kraft aufbaut, seinen Verstand und seine Kreativität auszuleben und so gesund zu bleiben oder zu werden.
- Das beginnt mit regelmäßigen Mahlzeiten und regelmäßigem sowie ausreichendem Schlaf.
- Selbst wenn Sie wenig Zeit haben oder häufig geschäftlich unterwegs sind, können Sie kleine Wohlfühlrituale in Ihren Alltag einbauen:
  - Sei es durch Bewegung (wie eine kurze Morgengymnastik),
  - Atemübungen (siehe Kapitel »Atem ist Leben«, Seite 195),
  - Kreativität
  - oder auch regelmäßige Gespräche mit Freunden oder Familie.

Wichtig dabei ist, sie eben wirklich zum regelmäßigen (ritualisierten) Teil Ihres Lebens zu machen.

- Wohlfühlrituale können sowohl Ruhe als auch Bewegung (siehe Kapitel »Ruhe und Bewegung«, Seite 207) beinhalten und zwar auf körperlicher wie auch auf geistiger Ebene. Das harmonische Ineinander von Bewegung und Stille ist für den

Geist genauso wichtig wie auch für das Training jedes Sportlers.

- Ruhe kann bedeuten »zur Ruhe kommen« oder aber auch Ruhe auszuhalten, zum Beispiel in der Meditation, aber auch in ganz normaler »Langeweile«.
- Langeweile ist eine Kunst, die viele Menschen gänzlich verlernt haben. Sie wird völlig zu Unrecht als negativ empfunden.
- Wer einfach nichts tut und sich freudig der Langeweile hingibt, sich in Geduld übt, bekommt die Chance, kreativ zu werden und vor allem auch sich seiner selbst bewusst zu werden.
- Bewusst ausgehaltene Langeweile ermöglicht den so immens wichtigen Moment des Innehaltens, bevor man mit neuer Kraft weitergeht oder eben auch mal die Richtung ändert.
- Viele Menschen sind mit dem Moment des Innehaltens oder Anhaltens allerdings völlig überfordert. Sie sind im Gegenteil stolz darauf, sich im täglichen Hamsterrad halten zu können.
- Es ist ein physikalisches Gesetz, dass eine Richtungsänderung (in eine Kurve gehen) mehr Kraft erfordert, als sich weiter in eine Richtung zu bewegen.
- Wenn für Sie ein Richtungswechsel, eine Änderung Ihrer Lebens-, Arbeits- und Sozialgewohnheiten notwendig ist, um zu gesunden oder gesund zu bleiben, müssen Sie erst einmal anhalten.
- Kommt das Hamsterrad zum Stillstand, kann die entstehende Langeweile zu hervorragenden neuen Ideen führen.
- Bestes Beispiel: Kinder, die nicht ständig bespaßt werden, entwickeln aus der Langeweile heraus die kreativsten Spiele.

Stress frisst Glück

Wenn man heute vom Thema Stress spricht, kommt man schnell auf das Thema Burn-out. Ich werde daher auch relativ oft darauf angesprochen, ob ich nicht Vorträge zur Burn-out-Prävention halten würde – und lehne das ab. Denn ich bin überzeugt davon, dass die Menschen, die in einen solchen Vortrag gehen, nicht burn-out-gefährdet sind – schon alleine, weil sie bereit sind, sich mit diesem Thema zu beschäftigen. Während die tatsächlich Gefährdeten gar nicht erst in solche Vorträge kommen.

Ist Burn-out vermeidbar?

Zwei Dinge: Erstens mag ich das Wort Burn-out nicht beziehungsweise seine theoretische Abgrenzung von der Depression. Aus meiner Sicht gibt es keinen erwähnenswerten Unterschied, außer dass der Burn-out vielleicht in einem deutlicheren Zusammenhang mit der beruflichen Überlastung steht – und vor allem derzeit als Modewort schicker klingt. Die meisten Patienten mit dieser Diagnose haben einen extrem hohen Anspruch an sich und zeichnen sich durch überdurchschnittliches Engagement aus, ignorieren dabei aber komplett ihre eigenen Bedürfnisse. Oft kommen noch fehlende Wertschätzung für ihre Leistungen und der Verlust der Kontrolle über die Anforderungen hinzu – bis zum Zusammenbruch. Neben der grundsätzlich fehlenden Resilienz, über die ich ja schon geschrieben habe, lassen die beruflichen Stresssituationen oft emotionale Belastungen oder gar Traumata aus der Vergangenheit wieder an die Oberfläche treten, wie beim gerade geschilderten Fall des Mannes, der nie die Anerkennung seines Vaters erhalten hat. Solche Zusammenhänge zu erarbeiten ist unbedingt notwendig. Letztlich entwickeln die betroffenen Patienten oft über einen längeren Zeitraum vor allem (auch körperliche) Symptome wie Tinnitus, wiederkehrende Rückenschmerzen, sexuelle Unlust oder Bluthochdruck. Das alles sind Symptome einer Depression und enden letztlich in den typischen depressiven Gesamtstimmungen mit Trostlosigkeit und Traurigkeit.

Zweitens, und das ergibt sich aus meinen vorangegangenen Schilderungen: Um einen sogenannten Burn-out zu vermeiden, müssen die Betroffenen Rat und Hilfe annehmen. Um dazu fähig zu sein, müssen sie entweder ein gutes Gespür für sich selbst haben oder es muss irgendetwas Einschneidendes passiert sein. Prophylaktisch unternehmen die meisten gar nichts. Und das insbesondere nicht in einem Milieu, in dem es um taffes Business geht, egal auf welchem Level. Viele nehmen ja noch nicht einmal den Rat zu einer Woche wirklichen Urlaubs an. Und sie sagen, sie hätten keine Zeit mehr für Sport. Da passt eben der Spruch, den ich weiter vorne schon einmal erwähnt habe, perfekt: »Ich muss Auto fahren, ich habe keine Zeit zum Tanken.« Es ist leider wirklich selten, dass jemand, der nicht gerade aus einer Krise kommt oder mittendrin ist, bereit dazu ist, über bestimmte Themen nachzudenken. Und viele Menschen merken auch gar nicht, dass etwas nicht stimmt. Sie leiden zwar an einem körperlichen Symptom. Aber dagegen möchten sie ein Medikament, das ganz schnell wirkt. Gerade noch bereit sind sie vielleicht für ein Wellnesswochenende, also ein Schnellverfahren zur Gesundheitswiederherstellung. Doch das klappt nicht.

Um auf die Frage zurückzukommen: Ist Burn-out vermeidbar? Ja, wenn Sie bereit dazu sind. Wenn Sie sich mit Themen, die ich in diesem Buch angesprochen habe, beschäftigen, wenn Sie mit Ihrem Arzt oder Therapeuten arbeiten, sobald sich die ersten Alarmzeichen zeigen. Wenn Sie auf Ihren GESUNDEN Menschenverstand hören. Und wenn Sie sich an das Thema Resilienz erinnern. Letzteres ist ganz entscheidend, und ich möchte so weit gehen zu behaupten, dass Sie, wenn Sie resilient sind, keinen Burn-out erleiden können, egal wie viel Sie arbeiten.

Wir müssen versuchen, langfristig zu verhindern, dass wir im Alltag ständig in den Stressmodus geraten, der uns nur noch die Option »Kampf«, »Flucht« oder »Totstellen« lässt. Im akuten Moment jedoch ist es ein ganz banaler Tipp, tief durchzuatmen, innerlich auf Abstand zu gehen und zu versuchen, Zeit für eine rationale Einschätzung und Problemlösung zu finden. Langfristig lässt sich Negativstress tatsächlich am besten mithilfe der Punkte, die ich ausführlich im Abschnitt »Resilienz – das seelische Immunsystem« (siehe Seite 187) beschrieben habe, vermeiden und so die eigene Gesundheit erhalten. Die gute Nachricht ist: Resilienz lässt sich erlernen.

Stress und Glück

Diese beiden Begriffe passen perfekt zum Thema Burn-out, denn der »Stress« hält die Burn-out-Kranken ja vom »Glück« ab. Das Wort »Stress« wurde im Jahr 1936 vom Wiener Arzt Hans Seyle erfunden. Er wollte damals ein Zeitgeistphänomen beschreiben, das allerdings heute, 80 Jahre später, präsenter ist denn je. So hat eine Umfrage der Allgemeinen Ortskrankenkasse im Jahr 2016 ergeben, dass sich 61 Prozent der Deutschen gestresst fühlen. Eine 2018 veröffentlichte FORSA-Studie belegt, dass sich sechs von zehn Deutschen nach mehr Entspannung sehnen. Die WHO rechnet hoch, dass 2020 jede zweite Krankschreibung auf psychosomatischen Stress zurückzuführen ist.

Damit ist natürlich der negative Stress gemeint, denn prinzipiell weiß man heute auch, dass Stress nichts primär Krankmachendes ist. In der richtigen Dosierung fördert er sogar unsere Entwicklung, lässt uns uns entfalten und Dinge verwirklichen.

Eigentlich hat unser Körper die Stressfunktion eingerichtet, um bei Gefahr schneller weglaufen zu können. Das blitzschnelle Erkennen von Situationen löst eine Ausschüttung von Stresshormonen wie Adrenalin und Cortison aus. Das führt zur schnelleren Gewinnung von Energie, die für die Muskeln bereitgestellt wird, die Herzleistung steigert sich. So schaffen wir es schnell, »unser Leben zu retten«. Ohne Angst durch Stress wären wir in der Evolution sicher nicht so erfolgreich gewesen. Wir werden allerdings krank, wenn diese Alarmbereitschaft zum Dauerzustand wird.

Wenn Stress also unkontrollierbar wird, wir nach besonders aktiven Perioden nicht genügend Zeit für Regeneration haben oder auch, wenn wir für unser Tun nicht wertgeschätzt werden, erst dann kann Stress krank machen. Wir ver»körpern« dann unsere Sorgen ganz wortwörtlich. Wir leiden zum Beispiel an Schlaflosigkeit, Spannungskopfschmerz, Migräne, Hexenschuss oder Magenschmerzen.

Heutzutage liegt unser größtes Problem darin, dass wir immer in allen Rollen perfekt sein möchten: im Beruf, in der Partnerschaft, als Eltern. Und am besten sind wir dabei auch noch sportlich, attraktiv und topfit. Was in der oben genannten Studie der Allgemeinen Ortskrankenkasse besonders aufschlussreich ist: 43 Prozent der Befragten gaben an, dass sie sich ihren Stress selbst machen. Und 33 Prozent der Befragten nannten als Stressfaktor vor allem die Termindichte in der Freizeit. Wie schizophren ist das denn? Und dann gibt es noch einen Stressauslöser, den der Psychologe Barry Schwartz wunderbar als »Paradox of Choice« beschrieben hat: Dem modernen Menschen, der in einem reichen Land unendlich viele Möglichkeiten hat, sein Leben zu gestalten, macht die Angst, falsche Entscheidungen zu treffen, sein Leben schwer.

Glück liegt im Umgang mit anderen Menschen

Die Tibeter sagen, dass das Empfinden von Glück mit zunehmendem Stress abnimmt. Nun will ich hier nicht auf die Definition von Glück eingehen. Fest steht aber, dass wir Glück heute viel zu sehr mit materiellem Erfolg verknüpfen, der Neid der anderen oft schon als Erfolgsmerkmal betrachtet wird. Und dass alles, was man erreicht, immer mehr werden muss. Da finde ich es doch ganz gut, sich wieder einmal auf ein chinesisches Erklärungsmodell zu berufen: Im Funktionskreis von Milz-Magen entspringt unser Glück aus dem Umgang mit anderen Menschen. Kommunikation und Beziehung spielen extrem wichtige Rollen, um dem Organsystem Milz-Magen Energie zuzuführen und die Mitte des Menschen zu stärken. Ist dieses System geschwächt, entstehen Müdigkeit, Gewichtsschwankungen, geistiges Phlegma und Unwohlsein.

Und es ist gar nicht so schlecht, sich immer mal wieder bewusst zu machen, dass unser Glück nicht notwendigerweise in der Menge an Gütern besteht, die wir haben.

Mitgefühl zahlt sich aus

Alle Religionen der Welt betonen die Bedeutung von Liebe, Mitgefühl und Geduld auf dem Weg zum Glück. Bei den oben schon erwähnten Tibetern besteht daher auch die wichtigste Übung auf diesem Weg darin, Liebe und Mitgefühl für andere Menschen zu lernen. Wenn ich dies hier schreibe, geht es mir aber nicht um Religion oder Spiritualität, sondern darum zu betonen, dass die Entwicklung von Mitgefühl auch eine wirksame Form der Stressbekämpfung ist. Tanja Singer, eine der renommiertesten Hirnforscherinnen Deutschlands, hat gerade Forschungsergebnisse darüber publiziert, wie altruistisches Verhalten und Empathie einerseits tatsächlich das Gehirn in der Kernspin-Untersuchung verändern und sich ihr »Einsatz« andererseits auch ökonomisch, also wirtschaftlich lohnt. Diese Erkenntnisse wurden vor Kurzem auch auf dem Weltwirtschaftsforum in Davos mit Interesse aufgenommen.

Eine sehr gekürzte Zusammenfassung: Gerade Führungskräfte stehen oft unter großem Druck. Doch unter Druck und Stress kümmern wir uns vor allem um uns selbst. Das ist eine normale und instinktive Reaktion darauf, dass unser System bedroht ist. Wenn ein Löwe uns angreift, dann rennen wir um unser Leben. Unter Stress treffen Menschen daher keine besonders guten, geschweige denn nachhaltigen Entscheidungen. Sie rennen einfach, greifen an oder stellen sich tot, im wörtlichen und im übertragenen Sinn. Das ist übrigens auch der Grund, warum ich meinen Patienten in Überlastungssituationen verbiete, wichtige Entscheidungen zu treffen. Aber zurück zu den Führungskräften. Die Forschungsergebnisse zeigen, dass Menschen in Führungspositionen sehr viel bessere und nachhaltigere Entscheidungen treffen, bietet man ihnen ein Umfeld, in dem zum Beispiel Motive von Fürsorge und Miteinander aktiviert werden. Und diese Entscheidungen kommen letztendlich dem entsprechenden Unternehmer, der Volkswirtschaft und der gesamten Gesellschaft zugute. Ein, wie ich finde, sehr interessantes Ergebnis, das sich hoffentlich in vielen Führungsetagen herumspricht.

Glück oder doch besser nur zufrieden?

Als Pubertierende auf der Suche nach dem Sinn des Lebens haben wir uns über den Begriff »zufrieden« lustig gemacht, ihn alten Menschen zugeordnet, nach dem Motto »zufrieden kommt von Friedhof«. Heute finde ich ihn großartig, weil er für mich bedeutet »im Hier und Jetzt mit sich und seiner Umwelt zufrieden sein«. Zufrieden zu sein bedeutet überhaupt nicht, dass man nicht mehr optimistisch und neugierig sein darf – ganz im Gegenteil. Doch das Beste an der Zufriedenheit ist: Im Gegensatz zum Glück hat man seine Zufriedenheit weitgehend selbst in der Hand. Glücksgefühle kommen meist von außen und unerwartet. Wir sind glücklich, wenn uns überraschenderweise etwas gelingt oder wenn uns unerwartet etwas Gutes passiert. Dann schüttet das Gehirn jede Menge Glückshormone aus. Zufriedenheit dagegen ist meist das Ergebnis einer echten Leistung. Man zieht Bilanz. Und je kleiner die Kluft zwischen Wunsch und Wirklichkeit ist, desto zufriedener ist man.

Wie gesagt, schließt Zufriedenheit Neugierde und Offenheit für Neues nicht aus. Wer Neues erlebt, sammelt Erfahrungen, Kompetenz und Selbstbewusstsein, auch das macht zufrieden.

Und auch eine gewisse »Verweigerung« kann große Zufriedenheit mit sich bringen: Wenn man sich zugesteht, mal nicht alle Mails beantwortet zu haben, mal nicht sein volles Pensum trainiert zu haben, mal nicht auf Teufel komm raus das Beste aus dem eigenen Leben herausgeholt zu haben, kann das eine große, wohltuende

Zufriedenheit erzeugen. Man ist aus der »Tretmühle« des Glücks einfach mal ausgestiegen.

Das Wichtigste auf einen Blick

Stress

- Sechs von zehn Deutschen fühlen sich gestresst und würden gerne etwas daran ändern!
- Damit ist negativer Stress gemeint. Denn ein gewisses Maß an Stress fördert sogar die kreative Entwicklung.
- Die eigentliche Funktion von Stress, eine Ausschüttung von Adrenalin und Cortison, liegt darin, bei Gefahr schneller weglaufen zu können, das eigene Leben zu retten. Die Hormone führen zu sehr schnellem Energiegewinn für die Muskeln und zur Steigerung der Herzleistung.
- Heute setzt diese Funktion vor allem bei starken Ansprüchen im Berufs-, aber auch im Familienleben ein.
- Hören Sie auf, um Ihr Leben zu rennen!
- Wenn durch äußere Umstände und den eigenen Anspruch an sich selbst zwischen Stressphasen zu wenig Regeneration ermöglicht wird, »verkörpern« wir den Stress.
- Symptome sind dann vor allem Schlaflosigkeit, Spannungskopfschmerz, Migräne, Hexenschuss, Magenschmerzen.
- Neben regelmäßiger Regeneration, der Fähigkeit anzuhalten, sich Hilfe zu suchen, sich Wohlfühlrituale zu schaffen und anderen bereits in den vorhergehenden Kapiteln aufgeführten Möglichkeiten der »Stress«-Bekämpfung (zum Beispiel der Lösung eines Leber-Chi-Staus), ist auch das Thema »Mitgefühl« ein wichtiger Anti-Stressfaktor: Forschungsergebnisse

zeigen, dass Menschen in Führungspositionen sehr viel bessere und nachhaltigere Entscheidungen treffen, bietet man ihnen ein Umfeld, in dem Motive von Fürsorge und Miteinander aktiviert werden. Im Gegensatz zu einer reinen Leistungs-, Macht- und Konsumorientierung.

Burn-out

Burn-out ist eines DER Stress-Themen dieser Zeit. Ich mag dieses Wort nicht, es ist zum Modewort verkommen, obwohl es zur Depression keinen Unterschied gibt, außer vielleicht dem deutlicheren Zusammenhang mit beruflicher Überlastung.

- Menschen mit der Diagnose Burn-out
  - haben einen extrem hohen Anspruch an sich
  - zeichnen sich durch überdurchschnittliches Engagement aus
  - ignorieren dabei aber komplett ihre eigenen Bedürfnisse
  - leiden manchmal an unverarbeiteten Traumata
  - dazu kommen oft fehlende Wertschätzung für ihre Leistungen
  - und der Verlust der Kontrolle über die Anforderungen

- Die Frühsymptome sind die einer Depression, unter anderem:
  - Tinnitus
  - Rückenschmerzen
  - Sexuelle Unlust
  - Bluthochdruck
  - depressive Gesamtstimmung, Trostlosigkeit, Traurigkeit

- Auch wenn man einfach »nur« Rückenschmerzen hat oder immer wieder erkältet ist, kann man eine Depression haben!

- Um einen Burn-out zu vermeiden, müssen Betroffene rechtzeitig Rat und Hilfe annehmen. Und genau daran scheitert es meistens. Menschen, die zu einer Burn-out-Prävention gehen, sind gar nicht gefährdet, denn sie sind sich offensichtlich bewusst, dass sie eventuell etwas ändern müssen, haben ein Gespür für sich selbst.

- Die Menschen, die einen sogenannten Burn-out erleiden, sind diejenigen, die nicht anhalten, keine Hilfe annehmen und bildlich »weiterfahren, ohne zu tanken«. Sie haben, subjektiv empfunden, keine Zeit für all die zuvor in diesem Buch erwähnten Punkte zur Gesunderhaltung.

5. Vom ersten bis zum letzten Atemzug

Einer der faszinierendsten Aspekte meiner Tätigkeit als Allgemeinarzt ist, dass ich Patienten in so vielen Phasen ihres Lebens kennenlerne. Auch wenn ich natürlich kein Geburtshelfer bin, konnte ich zumindest schon manchmal indirekt dabei helfen, dass der erste Atemzug leichter wurde. Eine besonders schöne Geschichte:

Oft sind ja die engsten Freunde die schärfsten Kritiker. Und so habe ich eine sehr enge Freundin, die überhaupt nichts von Akupunktur hält. Sie hatte sie zwar – wohl eher mir zuliebe – einmal bei einem Hexenschuss ausprobiert, aber überhaupt keine Wirkung verspürt. Dann aber war sie schwanger, und das Kind lag falsch, in Beckenendlage. Eine solche Lage bedeutet, dass die Geburt voraussichtlich schwierig wird, eventuell ein Kaiserschnitt durchgeführt werden muss. Sie erzählte mir davon, als sie in der 32. Schwangerschaftswoche war. Trotz ihrer Skepsis bot ich ihr an, sie zu nadeln, um damit das Kind zu drehen. In einem solchen Fall moxt man die Patientin. Das heißt, man fügt den speziellen Nadeln Kräuter bei, die man verbrennt. Für die Diagnose der Beckenendlage gibt es am kleinen Zeh einen entsprechenden Punkt. Meine Freundin ließ sich darauf ein, hatte danach eine sehr unruhige Nacht – und verfluchte mich. Als sie mir das am nächsten Morgen am Telefon erzählte, bat ich sie, doch noch mal zu mir zu kommen, um sie zu untersuchen. Aber es war gar nicht mehr nötig, das Kind lag plötzlich richtig. So etwas erstaunt mich immer wieder selbst. Eine Nadel am kleinen Zeh – und das Kind macht einen Salto. Und das, obwohl die Mutter mehr als skeptisch war.

Pflege und die sprechende Medizin

Ich denke, jeder Leser, der schon einmal einen Angehörigen in einem Pflegeheim besucht hat, hat sich dabei Gedanken über die Situation dieser »Patienten« gemacht. Leider zeigt sich auch hier oft, dass wir in unserem Gesundheitswesen sehr viel Geld in manchmal unnötige apparative Medizin oder medikamentöse Behandlungen stecken, statt in die sprechende Medizin oder die Pflege zu investieren.

Exemplarisch zeigt dies ein Fall, den ich vor 15 Jahren erlebt habe, als ich als Notarzt in ein Pflegeheim gerufen wurde. Angeblich verweigerte dort ein etwa 50-jähriger Patient schon den ganzen Tag sein Essen und seine Getränke und zeigte aggressive Verhaltensmuster. Als ich im Heim eintraf, versuchte ich also zunächst einmal eine Ansprechpartnerin unter den Stationsschwestern zu finden. Leider war es mir – und das schreibe ich vollkommen ohne Wertung – kaum möglich, eine Deutsch sprechende Pflegehelferin zu finden. Der Beruf der Krankenschwester oder Pflegerin bedeutet familienunfreundliche Arbeitszeiten, eine extreme physische und psychische Belastung ohne adäquate soziale Anerkennung oder gar finanzielle Wertschätzung. Daher lassen sich oft nur ausländische Pflegekräfte finden, die mit vollem Einsatz arbeiten, aber eben bei der Sprache an ihre Grenzen geraten.

Und genau das war meinem Noteinsatz-Patienten zum »Verhängnis« geworden. Nachdem ich ihn endlich gefunden hatte, sah ich einen Mann im Bett liegen, mit weit aufgerissenen Augen, einer ziemlich offensichtlichen linksseitigen Lähmung, der nur stöhnend unverständliche Laute von sich gab. Seine Krankenakte verriet mir, dass er in seinem relativ jungen Alter deshalb schon im Pflegeheim war, weil er bereits mehrere Schlaganfälle erlitten hatte. Nach einer kurzen Untersuchung war mir klar, dass er an diesem Tag wohl einen weiteren Schlaganfall erlitten hatte und damit, zumindest vorübergehend, sein Vermögen, sich verbal auszudrücken, verloren hatte. Als ich ihn konkret fragte, ob er denn versuche, etwas zu sagen, aber einfach nicht reden könne, begann er, schon fast erleichtert, in sich einzusinken und zu weinen. Der arme Kerl lag also seit etwa acht Stunden in seinem Bett, konnte sich aber nicht äußern, und seine Verzweiflung wurde von den Betreuern statt als Zeichen einer lebensbedrohlichen Erkrankung für Übellaunigkeit gehalten. Es war offensichtlich nicht genug Zeit vorhanden, sich etwas intensiver mit ihm zu beschäftigen.

Am Ende des Lebens

Und auch am Ende des Lebens begegne ich Patienten. Diese Erlebnisse haben manchmal ihre besondere Faszination, doch sie nehmen mich auch emotional mit, und ich brauche eine Weile, um wieder zum Alltag zurückzukommen.

Einmal wurde ich im Notdienst zu zwei alten Schwestern gerufen, die zusammen in einer Wohnung lebten. Die eine der beiden lag seit sechs Monaten im Bett, körperlich sehr verfallen. Aber weil sie keine Schmerzen litt, hatten die beiden nie einen Arzt gerufen. Sie lebten schon seit 50 Jahren zusammen, eine eingespielte

Symbiose. Allerdings musste ich die kranke Schwester doch stationär einweisen. Als sie zwei Monate später aus dem Krankenhaus entlassen wurde, riefen mich die beiden an und baten um einen Hausbesuch, um die Medikamente zu organisieren. Es war am Wochenende und da keine ansteckende Krankheit vorlag, nahm ich meine damals zweijährige mittlere Tochter mit – zur großen Begeisterung der beiden Damen. Meine Tochter war damals ein weißblondes Engelsgeschöpf, und während ich mich mit den Medikamenten beschäftigte, kramten die beiden Damen ein altes Kinderbuch und Holzspielzeug aus ihrer eigenen Kindheit heraus, zeigten das alles meiner Tochter und strahlten sie und mich an. Ich hatte in der Zwischenzeit alles organisiert, zehnmal Physiotherapie verschrieben und einen Plan für zukünftige Besuche ausgemacht. Dann stieg ich mit meiner Tochter ins Auto und wollte nach Hause fahren.

Doch schon fünf Minuten später rief mich die gesunde Schwester an und sagte mir, ihre Schwester sei gerade verstorben. Ich habe also erst einmal mein Kind nach Hause gefahren, bin dann zurück und habe gefragt, was denn passiert sei. Die alte Dame meinte nur, sie habe schon so ein Gefühl gehabt, als ihre Schwester nach Hause kam. Und dann habe sie meine Tochter und damit ein junges Leben gesehen, und nun sei sie bereit gewesen zu gehen. Das muss man nicht erklären, aber bis zum Schluss ist es eben wohl doch Körper, Seele, Geist.

Manchmal suchen mich Patienten aber auch im Endstadium einer todbringenden Erkrankung auf, um sie auf dem letzten Weg zu begleiten. Eine Patientin kam zu mir mit Bauchspeicheldrüsenkrebs und wusste, dass sie wohl nur noch drei Monate zu leben hatte. Ich betone in einem solchen Fall natürlich, dass ich sie nicht heilen, ihr aber helfen kann, besser zu schlafen, vielleicht ein bisschen mehr Appetit zu haben und die allgemeine Lebensqualität zu steigern. In diesem Fall konnte ich meiner Patientin durch Akupunktur die Schmerzen lindern und ihr bis zum letzten Atemzug ein wenig die Angst vor dem Sterben nehmen.

Eine andere Patientin habe ich erst kennengelernt, als sie schon einige Schlaganfälle hinter sich hatte. Sie wollte von mir einfach hausärztlich betreut werden. In dieser Zeit merkte ich schon, dass sie eigentlich gerne sterben wollte. Als sie ihren nächsten Schlaganfall hatte, weigerte sie sich daher, in die Klinik zu gehen. Dann kam noch ein Blaseninfekt dazu, der auf die Nieren übergriff. Medizinisch lag sie im Sterben, hätte eigentlich schon längst tot sein sollen. Aber irgendetwas konnte sie nicht loslassen. Ich saß zusammen mit ihrer besten Freundin an ihrem Bett. Und diese erzählte mir, dass sie selbst vor über 20 Jahren ihren Mann verloren hatte und dass meine Patientin ihr versprochen habe, sie nie alleine zu lassen. Aber natürlich sei das jetzt gar nicht mehr möglich, und sie würde sie so gerne gehen lassen. Direkt nach diesem Gespräch, von dem wir nicht glaubten, dass meine Patientin es gehört hatte, und es bis heute nicht genau wissen, haben wir das Fenster zum Balkon aufgemacht und in diesem Moment ist die Patientin verstorben.

Keine Sonnyboy-Medizin

Einige meiner Freunde machen sich ganz gerne mal lustig über mich, weil sie glauben, dass alle meine Patienten in meiner Praxis im schicken Bogenhausen ohnehin nur Wohlstandswehwehchen hätten. Aber dann erzähle ich – selbstverständlich ohne Namen und Daten zu nennen – manchmal die Geschichte eines Patienten, und dann sagen sie plötzlich: »Stimmt, manchmal vergisst man, was dein Beruf auch bedeutet.« Und da muss es gar nicht ums Thema Sterben gehen, sondern um das Thema Leid, darum, dass, neben dem rein körperlichen Leid, der Körper auch leidet, wenn die Seele leidet. Wenn ich mich in diesem Buch sehr viel mit Psychosomatik beschäftigt habe, dann hat das sicher auch in dem einen oder anderen Fall mit einer Art Wohlstandsverwahrlosung zu tun, aber genauso oft ist es eben auch ganz ernst. Ich hoffe, das konnte ich vermitteln.

Nachwort zur Taschenbuchausgabe

Nachdem dieses Buch in seiner ersten Auflage erschien, fühlte ich mich einerseits natürlich sehr geschmeichelt, aber auch etwas irritiert durch die Anerkennung meines Buches in den Medien. Irritiert deswegen, weil vor allem nach Buchvorstellungen im Fernsehen, Patienten aus ganz Deutschland oder sogar dem benachbarten Ausland in meine Praxis kamen und mir erzählten, sie hofften, dass ich ihnen »als letzte Chance helfen könne!«. Ich vollbringe aber keine Wunder, sondern bin überzeugt davon, dass jeder Hausarzt durch Zuhören und die entsprechenden Schlussfolgerungen den oft systematischen Zusammenhang zwischen den körperlichen Beschwerden der Patienten und der entsprechenden Lebenssituation oder bestimmten Verhaltensweisen herstellen könnte – wie zum Beispiel jahrelange Rückenschmerzen oder Schlafstörungen, weil man im Büro gemobbt wird. Manchmal halte ich es jedoch auch für ein Symptom an sich, wenn jemand 1000 Kilometer in meine Praxis anreist. Denn in vielen Fällen sind diese Patienten nicht bereit, mit gesundem Menschenverstand Zusammenhänge zu begreifen oder auch Verantwortung für ihre Gesundheit zu übernehmen. Vielleicht haben sie aber auch noch niemanden gefunden, der ihnen diese an sich banalen Zusammenhänge begreifbar macht. Andererseits kommen Patienten zu mir, weil sie ständig Infekte oder Nackenbeschwerden haben und geben im Erstgespräch auch zu, dass sie sich schon Gedanken gemacht haben, dass die Ursachen vielleicht nicht nur rein körperlich sein könnten. Es begeistert mich, wenn es mir dann gelingt, ihnen die Systematik verständlich zu machen, indem ich ihnen – etwas kürzer zusammengefasst – genau die Inhalte dieses Buches nahebringe. Denn wenn sie das verstanden haben, dann haben sie eine Hilfestellung erhalten, sich in vielen Fällen selbst zu helfen.

Ich weiß, dass Rückenschmerzen auch eine körperliche Ursache haben können, wie zum Beispiel Metastasen eines Gebärmutterhalskrebses. Aber 80 Prozent der Beschwerden der Patienten in meiner Praxis sind eben psychosomatisch! Oft wird mir auch vorgehalten, dass es auch Fälle gibt, in denen der Patient keine Zeit hat, auf sich zu hören, meine oder eine andere Praxis aufzusuchen oder gar etwas an den Lebensumständen zu ändern. Aber ich habe mit Patienten, die zumindest den Weg zu mir gefunden haben und dennoch genau die oben genannten Argumente vorgebracht haben, eine andere Erfahrung gemacht. Sie sind froh, wenn ihre Situation erkannt wird und wir gemeinsam kleine Mosaiksteinchen finden, wie sie in ihrem Leben etwas ändern können. Das kann eine kurze Atemmeditation in der U-Bahn sein, Hilfe von Nachbarn anzunehmen, mit dem Kind zusammen kreativ zu arbeiten oder auch nur bewusst zu kochen. Sie stellen dann fest, dass es ihnen nach wenigen Wochen besser geht, sie besser schlafen und keinen Dauerkopfschmerz mehr haben.

Manchmal begegnete mir auch die Kritik, das Buch sei einfach nur banal. Ich gebe zu, dass vieles von dem, was ich hier schreibe, vor allem der Zusammenhang zwischen Körper, Seele, Geist, banal klingt. Aus meiner Erfahrung kann ich aber nur immer wieder betonen, dass gerade dieses Banale, die Zusammenhänge zwischen körperlichen Beschwerden und belastenden Lebensumständen zu begreifen und dann selbst etwas zu ändern, um ein gesundes Leben zu führen, für viele unmöglich zu begreifen oder umzusetzen ist. Hierbei sehe ich mich als Hilfestellung. Und deswegen hat es mich auch sehr gefreut, dass es einige Leser des Buches gab – obwohl ich doch immer sage »Kein Buch dieser Welt bringt dir Glück!« –, die die Zusammenhänge begriffen haben und zu mir in die Praxis gekommen sind, einfach um mich kennenzulernen und sich das Erlernte im Gespräch bestätigen zu lassen.

Danksagung

Ich danke meiner geliebten Familie, meiner Frau und meinen drei Töchtern, die mich täglich fördern und fordern und so immer die Grundsubstanz bilden für meine oft empfundene tiefste Zufriedenheit. Besonders danken möchte ich ihnen natürlich auch für die Zeit, die sie mir für dieses Projekt gegeben haben. Meiner Frau Nicole Tank möchte ich außerdem ganz besonders für die vielen Anregungen und inhaltlichen Ideen danken, die zur Entstehung dieses Buches beigetragen haben.

Ich danke meiner Mutter, die es mir immer ermöglicht hat, meinen Weg zu gehen, und mir bei all meinen Entscheidungen nie Steine in den Weg gelegt hat.

Danken möchte ich auch einigen Lehrern und Kollegen, ohne die mein Weg gar nicht möglich gewesen wäre: Meinem Ausbilder für chinesische Medizin, Dr. Wolfram Stöhr, der mir neben dem theoretischen Grundwissen über die TCM auch die Faszination für die Praktikabilität der Anwendungen im ärztlichen Alltag und den Zusammenhang zwischen Körper, Seele und Geist vermittelt hat. Adriane Heldrich-Juchheim, die mir zu Beginn meiner Ausbildung zum Allgemeinarzt die Scheu vor der Psyche der Patienten nahm und mit der ich mittlerweile seit über zehn Jahren in enger Zusammenarbeit erfolgreich und mit Freude Patienten behandle. Den vielen Ober- und Chefärzten der chirurgischen Abteilungen des Krankenhauses Harlaching und des Krankenhauses Rechts der Isar, die mir immer wieder zeigten, dass man oft auch ohne technische Hilfsmittel nur mit seinen Händen Befunde erheben kann, und die mir die selten anderswo anzutreffende Konsequenz der Heilung durch die Chirurgie vermitteln konnten. Dr. Christoph Männel und der kürzlich verstorbene Dr. Karl Sigl, die mir einen ersten Einblick in die niedergelassene Tätigkeit gegeben haben, und Frau Dr. Liselotte Kuch, die mir die Möglichkeit gab, als Anfänger in ihre Praxis einzusteigen und meine Medizin so auszudrücken, wie ich es mir immer erwünscht habe.

Ich danke aber auch meinen Patienten, die mich jeden Tag vieles lehren – in der gemeinsamen Arbeit mit ihnen, die mich seit nunmehr 14 Jahren täglich erfüllt.

Und last but not least selbstverständlich Stephanie Bräuer, die mich zu diesem Buch überredete und mir das Vertrauen entgegenbrachte, dieses gemeinsame Werk zu erschaffen. Die Arbeit an diesem Buch machte mir großen Spaß, auch wenn es mich zunächst überraschte und fast ein wenig schockierte, meine persönliche Geschichte, meine eigene Entwicklung, aber auch meinen Alltag mit meinen Patienten plötzlich schwarz auf weiß »in Stein gemeißelt« zu sehen. Doch je mehr das Buch voranschritt, desto größer wurden meine Freude und Leidenschaft daran. Ich hoffe, das kann ich meinen Lesern auch vermitteln. Nicht zuletzt freue ich mich zu behaupten, dass Stephanie Bräuer von einer Patientin in meiner Praxis zu einer Freundin geworden ist, die durch die Arbeit an diesem Buch Einblicke wie wenige in mein tiefstes Inneres gewonnen hat.

Quellenverzeichnis

Christoph Joseph Ahlers, *Himmel auf Erden, Hölle im Kopf*, Goldmann Verlag, 2015 (zum Thema Sexualität)

Ulrich Aufmuth, *Zur Psychologie des Bergsteigens*, Fischer Taschenbuchverlag, 1994

Michael Balint, *Der Arzt, sein Patient und die Krankheit*, Klett-Cotta Verlag, 11. Auflage, 2010 (erste deutsche Übersetzung erschienen 1964)

British Medical Journal Bd. 348, S. 3253, 2014 (zum Thema Scheinoperationen)

Shaoyan Feng, Miaomiao Han, Yunping Fan, Guangwei Yang, Zhenpeng Liao, Wei Liao, Huabin Li, »Acupuncture for the treatment of allergic rhinitis: a systematic review and meta-analysis«, Zusammenfassung von 13 Studien zur Wirksamkeit von Akupunktur bei Heuschnupfen, veröffentlicht im *American Journal of Rhinology & Allergy*, Volume 29 , Number 1, Januar/Februar 2015, S. 57–62(6)

Monika Gruhl, *Resilienz – Die Strategie der Stehauf-Männchen*, Kreuz-Verlag, 2014

Sakyong Mipham, *Running Buddha*, Arkana, 2013

Bruce Pomeranz, Daryl Chiu (1976), »Naloxone blockade of acupuncture: endorphin implicated«, *Life Sciences* 19: S.1757–1762

Robin S. Sharma, *Der Mönch, der seinen Ferrari verkaufte*, Droemer Knaur, 2001

Tania Singer und Matthieu Ricard, *Mitgefühl in der Wirtschaft*, Albrecht Knaus Verlag, 2015

Dr. med. Georg Weidinger, *Die Heilung der Mitte*, Ennsthaler Verlag, 2011

Selvarian Yesudian und Elisabeth Haich, *Sport + Yoga*, Drei Eichen Verlag, 36. Auflage, 2005

www.gbe-bund.de
Gesundheitsberichterstattung des Bundes, zum Thema Kosten in der Medizin

MEDLINE
Medical Literature Analysis and Retrieval System Online des US-amerikanischen National Center for Biotechnology Information (NCBI).

Pubmed.de
Medizinische bibliografische Datenbank, erstellt von der National Library of Medicine (USA). Hier finden sich über 23 000 Artikel über Studien zur Wirksamkeit von Akupunktur, u. a. die im Buch erwähnte GERAC-(German Acupuncture Trials)-Studie aus dem Jahr 2007 (*www.ncbi.nlm.nih.gov/pubmed/17893311*)

www.cochranelibrary.com
Benannt nach dem schottischen Arzt Archie Cochrane, weltweites Netz von Wissenschaftlern und Ärzten, deren Ziel es ist, systematische Übersichtsarbeiten zur Bewertung medizinischer Therapien zu erstellen. Hier sind über 150 Artikel zur Wirksamkeit von Akupunktur gelistet.

www.deutsche-apothekerzeitung.de
DAZ 14/2000, Ayurveda in Sri Lanka

Register

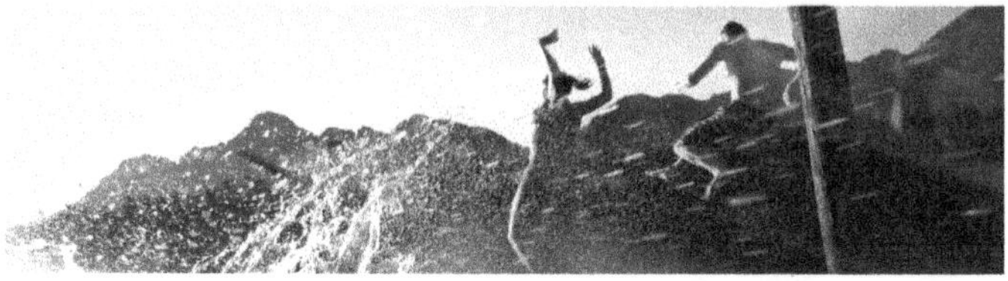